THE INVENTION OF SURGERY（下）

手術的發明

從心臟支架、人工關節置換、腦部晶片，到終極賽柏格式電子人，
植入物革命下現代醫療的未來

A HISTORY OF MODERN MEDICINE：
FROM THE RENAISSANCE TO THE
IMPLANT REVOLUTION

DAVID SCHNEIDER, MD

大衛・史耐德 醫學博士 ———著　黃馨弘 ———譯

目次

要執行靜脈注射、服用抗生素、施打破傷風疫苗，並簡單消毒與清理傷口，便可以回家了。醫療工業綜合體在此完美扮演了自己的角色。

第15章 心臟手術 091
「開心手術在不到十幾年的時間裡，從一九五五年的實驗性手術演變為標準治療技術」。在二戰前，任何進入胸腔的手術都是不可想像的，但到了一九六一年，美國已有三百零三家醫院完全具備了心臟手術和血管造影設備。

第16章 外科專科化 109
如果說「專科醫學是二十世紀醫學組織的基本結構」，那麼「次專科」和「手術植入物」的使用，則是二戰後醫學界的基本結構。隨著醫院和診所一間一間拔地而起，醫師更有資源專精於某些領域，醫學的花園才得以百花齊放。

第17章 植入物革命 135
事實上，你根本看不到病人的本體——我眼前只有他的肩胛骨——顯示在電腦螢幕前的3D模型。史丹利的骨質流失和畸型的程度實在太過嚴重，如果是在幾年前，世界上任何一位肩部外科醫師都無法處理他的狀況。但現在我們已經視之為家常便飯。

第18章 運動醫學的誕生 157
作為一名外科醫師，我已經植入了成千上萬由艾思瑞斯生產的縫線、縫線錨、螺絲和各種其他設備，我很清楚艾思瑞斯是如何改變世界各地運動醫學面貌的。在過去，一個輕微的傷勢，就足以讓運動員面臨職涯的結束，而現在運動醫學的發展，延長了運

第11章 維塔立合金

「我原本的計畫是在一九六七年就從瑞典回到芝加哥，用餘生進行脊椎生物力學研究，以及脊椎手術。但是當我和查恩利醫師（Dr. Charnley）在英國賴特頓待了兩週之後，看到第一次「現代化」的髖關節置換手術時，它像雷電一樣擊中了我。我做夢也沒想到這一切是可能的。我知道自己看到了未來，在一瞬間，我改變了人生的方向，回到芝加哥，用餘生來進行髖關節和膝關節的置換手術。」

——加蘭特醫師

「尼爾醫師對於使用切除肱骨頭、來治療肱骨近端骨折患者的預後，並不抱持太大的期望。他向達拉奇醫師提出這點後說：『（笑）你怎麼不來做點什麼呢？』」

——羅克伍德醫師

懸掛在露天病房天花板上的蚊帳，就像在病床上飛揚的風帆。盧安達與大多數非洲國家一樣，由於醫院病房的牆壁和窗戶有限，數十名患者的病床會排成整齊的一排，以有助於空氣的自由流通，進而減少結核病的傳播。但窗戶打開又會讓蚊子進入，因此每張木架床上方都有一個蚊帳鉤，能將蚊帳頂端固定在木架床上；蚊帳本身不透明且密度足以阻止傳播瘧疾的小蚊子。因此每到晚上每個住院患者都要做一樣的事情——展開扭曲的網布，覆蓋睡床的四個角落。這個過程在早上會倒過來，將白色網布捲上好幾圈，然後收放在床角。

我在昨日深夜從盧安達西部省份的另一家醫院據點，與我們在美國的醫護團隊以及盧安達的外科住院醫師一起到達這裡。我曾到中非去指導當地年輕的醫師，幾年前第一次出國時，我聽從了資深外科醫師的建議——當你準備在第三世界國家教學時，請把你的現代教科書直接往窗外丟。它們在兩個層面並不適用：第一，教科書裡建議的治療方法是基於現代化技術和一些新奇的小工具（發展中國家沒有這些東西），而且流行的疾病也相當不同（例如結核病仍然是全球的主要問題，但在美國卻很少見）。更好的方法是找到一本五十年前的教科書，裡面會提及骨結核，以及如何使用簡易工具來解決日常疑難雜症。

早上起來後，我加入在戶外中庭的當地醫護人員，準備進行早晨巡房。所有的男男女女和孩子都在住病房裡，周圍則是大樹、藤蔓和聲音相當具異國風情的鳥兒環繞。我和我的團隊（有盧安達當地的骨科住院醫師保羅加入）進入主病房，在那裡目睹了大多數患者正在捲蚊帳。有些患者無精打采，他們告訴我，腸胃道疾病於過去的幾週內肆虐了該地區。訓練有素的人一看就明白，沿著大樓的一邊全都是瘧疾患者，他們看起來病懨懨的、一點生命力都沒有。在醫學院裡，我知道類流感症狀如頭痛、發燒、關節疼痛甚至抽搐等是怎麼一回事，但近距離看到瘧疾患者如此痛苦，讓我不得不對這些導致瘧疾的小瘧原蟲和蚊子感到有些敬畏。

保羅和我沿著擠滿患者的廊道行進，兩旁是整齊排列的小木架床。大多數的西方人都會想要一間私人病房，但這挑高的露天病房裡有六十張小木架床。當我們走到廊道盡頭時，我發現有位大概十二歲的年輕人仰躺著，用手肘把自己撐起來，背部和頭部下方有好幾條毯子。基博戈拉醫院的護理師告訴我，約瑟夫已經待在那個小木架床上兩年了。他的結核病非常嚴重，已擴散到他的右髖關節、膝關節和小腿骨，導致骨盆和腹股溝疼痛到讓他無法平躺或坐在椅子上。他幾乎要和結核共存了，但腿部的殘疾卻越來越嚴重。約瑟夫的皮膚很黑，有一嘴好牙，帶著些許焦慮的微笑，眼裡有些沮喪。我知道有人告訴他我來到這裡的事情，我不知道在他十幾歲的腦海裡抱持著什麼樣的希望。我拉開覆蓋他雙腿的白床單，我的護理師和助手們擠進來，很快就確定哪條腿被感染了。他的左腿是右腿的兩倍大，根本動彈不得。他的右腿相當細小，部分理由是因為他將近兩年都沒下床過；左腿則腫脹到從腰部到腳趾的皮膚都繃得很緊。護理師警告我不要移動他的腿，我很快就覺得他的腿可能已經無法治療了。透過翻譯，我告訴他會看他的X光片，並會回來討論治療計畫。他平靜地回答：「murakoze」，這是盧安達語中的「謝謝」。

在基伍湖畔的這家偏遠醫院裡有小型X光設備和持照的X光技師。這些設備和影像品質就像時光倒流一樣古老，而當我把X光片放到燈箱上時，我的心不由自主地沉了下去。約瑟夫的股骨和脛骨是正常尺寸的三倍大，早已彎曲而變形，像是被飛蛾咬爛了一樣。他從髖關節到腳踝的骨頭被結核桿菌活活啃蝕掉。我想知道，現在如果在美國會怎麼做？開長期的抗生素或是動好幾次手術就能挽救他的腿嗎？還是我們最終會在多次手術後，更換他的髖關節和膝關節？骨科腫瘤學家能挽救這條腿，讓約瑟夫從床上下來，不再躺床嗎？

我想了想約瑟夫的困境。他在床上待了兩年，父母早在一九九四年的種族屠殺中遭到謀殺。試著理解「他是孤兒」這句話的字面意義，我認為唯一合理的治療就是截肢。如果約瑟夫有機會起床並活著離開這家醫院，截肢會是他唯一的出路。但你要如何告訴一個孩子（還要透過翻譯），他必須失去腿才能挽救自已的生命？這次簡短的談話周遭圍繞著其他患者、工作人員和其他患者的家屬。不過，約瑟夫只說了「好」。

切除約瑟夫的腿是我做過的最艱難的事情。從髖關節進行截肢在技術上是具有挑戰性的，這裡有數不勝數的血管，只有專家才能妥善處理，使約瑟夫不致流血過多而死在手術臺。加上患側的腿腫脹得相當嚴重，進行手術肯定很困難。我沒有電燒，所以每一條小血管都要細心地用手紮起來。我仔細地處理肌肉皮瓣，好讓傷口能好好閉合起來，經過九十分鐘乏味的工程之後，截肢的時刻即將到來。打開髖關節後，我終於把他的下肢卸下來，並將整條腿交給了護理師。我厭惡這一刻。這些年來，我截下好多條手臂和腿，儘管知道這是正確的決定，但總會感受到強烈的失敗感。在戰爭中、商場上、在養育子女方面，我們都還是會願意「接受損失」，但截肢，在情感上總像是全面的失敗。

手術是在脊髓麻醉下完成的，因此約瑟夫在手術全程保持清醒。他似乎一遍又一遍地說著同樣的話，我問其中一位護理師他說了什麼。她慎重地回答道：「他說：『請讓我跟你一起回家。』」我眼前突然看不清任何東西，情緒上極為複雜，對約瑟夫的困境感到極度悲傷，對結核病也極度憎惡。

一九五三年一月二十六日，尼爾醫師（Dr. Charles Neer）為一位五十四歲的家庭主婦進行第一次肩關節植入手術。她的左肩在三年前嚴重骨折，一開始找了另一位整形外科醫師，接受簡單的物理治療，結果肩膀變得幾乎無法動彈。這位姓名縮寫為「T. M.」的女士因極度疼痛且肩膀幾乎失去功能，在尼爾醫師的照護下，成為世界上第一個接受「尼爾人工肩關節」的人。她的手術結果非常成功——她後來告訴尼爾醫師「之前的疼痛現在都消失了」，肩膀的活動和功能都有了顯著改善。

尼爾醫師的第一篇肩關節論文〈肱骨頸骨折合併肱骨頭脫臼〉（*"Fracture of the neck of the humerus with dislocation of the head fragment"*）發表在一九五三年三月的《美國外科期刊》（*American Journal of Surgery*）上。該論文提到用切除肱骨頭部治療嚴重肩關節骨折所引發的不良結果。他在一九五二年提交該論文並獲得刊登，文中雖然簡單附上一張人工肩關節的圖片，但也坦承該人工關節從未被使用過。當世界各地的圖書管理員和外科醫師收到這篇論文時，患者「T. M.」

女士已成為這項創新療法的白老鼠。雖然將她的案例稱為尼爾醫師首次的人工肩關節置換術（*arthroplasties*，來自希臘文「形成或塑造一個新的關節」）是沒錯的，但她並非第一位置入人工肩關節的人。

結核病至今仍是全球性的傳染病難題。結核病由結核桿菌引起，當感染患者咳嗽、吐痰或打噴嚏時，結核桿菌就會通過空氣在人與人之間傳播。結核桿菌與葡萄球菌不同，葡萄球菌感染會引致皮膚紅腫並長出膿疱，但結核病不是透過皮膚進入身體，而是透過肺部。今日，全世界有三分之一的人口有潛在的結核病，這意味著細菌已在肺組織中站穩腳跟，但尚未引發疾病（患者也無法傳播疾病）。由於結核病的發病過程通常很緩慢，患者可能會維持好幾年不斷輕度咳嗽、夜間出汗，以及持續消瘦的症狀。如果細菌懂得戰略謀策，這就會是它們用來打下全人類灘頭堡的計畫：趁宿主在發病初期時勉強可以忍受，細菌鎖定了肺部進行感染和刺激，進而引發乾咳或劇烈咳嗽。這導致在後工業化時代世界各地擁擠的新型城市中，帶有細菌菌落的氣溶膠微粒*不斷傳播。觸摸感染葡萄球菌的患者會引發感染，但站在一英尺（三十公分）遠就會相當安全。相反地，接觸結核病患者並不會感染疾病，但與結核病患者共用房間或工作場所，就有可能罹病而死。

結核桿菌是困擾人類至少一萬年的細菌，現在它仍然是世界上最具影響力的的病原體，每年殺死一百多萬人。結核病同時也是世界上最致命但也最可治癒和預防的疾病，[1]世界衛生組織估計有二十多億人感染了這種病原體。今日，大多數的美國人和歐洲人都被保護在全球流行病的現實之外，但直至最近幾年，還是無法免於結核病的威脅。就像蛀牙最終會惡化成長膿的牙齒，慢性肺結核會散布到脊椎、四肢骨骼或甚至腦組織中，形成傳染性的結節。

當結核桿菌的感染擴散到骨骼時，隨著骨骼如冒泡的焦油般溶解，彎曲的四肢和關節會引起更劇烈的疼痛，並逐漸變得畸型。一七二〇年，馬騰（Benjamin Marten）在倫敦居住時，就假設結核病是由肺部感染所引起，而令人討厭的媒介則是一種微生物，小到無法用當時的顯微鏡看到。直到一八八二年，柯霍（Robert Koch）才終於發現導致結核病的細菌，這最終讓他獲得諾貝爾生醫獎。令人驚訝的是，一直到一八八〇年代，學者們才對細菌理論達成共識；在此之前，簡單的清潔與個人衛生一直受到輕視與嘲諷。由於當時沒有任何藥物能夠控制患者的結核病感染（鏈黴素直到一九四三年才被發現），所以就只能交給外科醫師勇敢地（若不是漫不經心）介入晚期結核患者的療程。

格魯克（Themistocles Gluck，一八五三～一九四二）於一八八二年開始行醫，當時歐洲醫學界正意識到病菌（細菌、寄生蟲和病毒）、感染和疾病之間的關係。格魯克待在柏林時，曾在傳奇外科醫師蘭根貝克（Bernhard von Langenbeck）和病理學先驅菲爾紹（Rudolf Virchow）的帶領下接受訓練。就像你在還不知道有DNA的情況下，就要先思考遺傳學一樣；如果你不相信微生物的存在，就很難想像該要如何行醫。剛畢業的格魯克醫師在柯霍公告發現導致結核病的細菌幾個月內，開始了他的執業生涯。雖然半個世紀以來沒發現任何藥物治療的方式，但格魯克迷上用骨科方式治療骨結節的患者。格魯克被任命為柏林弗雷德里奇皇帝和皇后兒科醫院（Berlin's

---

* 譯注：指約在〇．〇一至十微米下的微粒，會在空氣中飄浮數十分鐘到幾小時，飄浮距離長達十幾公尺。

Emperor and Empress Friedrich Paediatric Hospital）的外科主任，一開始在沒有X光片的時代行醫，他和他的同事盲目地探索，只能依靠想像力，想像自己切開皮膚並深入解剖後會發現的東西。

格魯克早期的動物實驗，集中在切除和移植器官的領域。他遠遠超前了時代；透過動物實驗，他觀察到失去一個腎臟會導致另一個腎臟的負擔加倍，這表示身體對於失去有自我調適的能力。既然希臘神話中巨人普羅米修斯的肝臟在白天被老鷹啄食後，在夜晚可以重新長出來；既然瑪麗雪萊的法蘭克斯坦博士（Dr. Frankenstein）*可以創造一個無中生有的生物（令人驚訝的是，這本書竟然是在一八一八年出版的），那麼德國外科醫師在麻醉普及後，又何嘗做不出類似的創舉呢？作為一名資深戰傷外科醫師，格魯克和他的同事看到治療戰場創傷的可能性。如果創傷性的皮膚撕裂透過絲線和羊腸線縫合就能可靠地癒合，那麼更深層的結構（肌肉、肌腱、器官，甚至骨頭）在連接或固定後有可能癒合嗎？為了回答這些問題，格魯克繼續他的動物實驗，發現分離的組織可以自行重新融合在一起並癒合，他稱這個過程為「自體適應性」。[2]在塞爾維亞與保加利亞戰爭（一八八五年）期間，格魯克就能使用兩塊鋼板和螺絲來治療士兵的股骨骨折，並且對於這種介入治療能讓患者快速恢復並盡早下床運動，感到相當訝異。下一個合乎邏輯的思想躍進就是在身體裡放入外來物，藉以取代骨骼，將自體適應性帶到過去無法想像（而且可能是災難性的）的程度。

科幻作家有時就像先知。朱爾．凡爾納（Jules Verne）說：「某個人可以想像出來的事物，自然就會有人能夠把這樣東西實現出來。」所以很有可能是法蘭克斯坦博士賦予了格魯克醫師關於組織再生的靈感。在一八八〇年代晚期，格魯克的動物研究集中在組織置換上，他試圖開發所謂的「導軌」（guide rails），用以取代病態或受損的組織，他嘗試了鋁、木材、玻璃、鍍鎳鋼和象牙等材質。我們現在知道，象牙的主要礦物含量為羥磷灰石，與牙齒的象牙質和骨頭主要的非膠原基質成分相同；但是在格魯克的時代，視覺上的相似性和豐富的蘊藏（象牙海岸當時是德國殖民地），使象牙成為主要的研究選擇。象牙成為他替代骨骼的首選材料，並在不久後的一八九〇年，他開始將雕刻和加工過的象牙片段植入病患的關節。從一位十七歲女孩的膝關節置換開始，三週後又置換了病患的腕關節。他在報告中提到，那一年總共進行了十四次關節切除術（包括膝關節、髖關節、手腕和手肘），所有結核病患者都接受了人工關節手術。[3]

格魯克象牙人工關節的初步結果相當顯著。患者感受不到什麼疼痛，活動能力也順利恢復。為了獲得信心，格魯克渴望向柏林醫學會展示他的短期成功，但麻煩也正在醞釀當中。德國的外科醫師早就認為他使用絲線來修復肌腱損傷十分糟糕，現在這個瘋狂的人又希望能夠展示他所做的一系列關節置換。他所有的患者先前都經歷過長期的結核性關節感染（通常不會產生膿），經過治療後，他們又感染了另一種疾病，導致長膿和關節紅腫，這很可能引發全身性的菌血症（血液中長了細菌）、敗血症，甚至死亡。德國外科協會主席寫信回覆格魯克想向學會展示新發現的期待，說道：「作為德國外科的領導者，我不能讓你在國際外科專家的平臺前詆毀德國的科學。我和我的學生將用一切的手段與你對抗。」格魯克不僅被迫放棄展示，也被迫放棄所有人工關節置換術的成果。前衛思想受到質疑，醫學界才會運作良好；需要長遠地看

＊譯注：指瑪麗・雪萊的小說《科學怪人》中的角色，即製造科學怪人的瘋狂科學家。

待歷史，才能夠更仔細分析革命性的治療方法。格魯克用手工的象牙零件取代關節確實太超前時代，遠早於抗生素、現代合金和植入物消毒技術發明之前。雖然格魯克再也沒有嘗試過更換關節，但他在普通手術方面也取得了其他進展，並享有了漫長的執業生涯。晚年，這位公認是「未被承認的天才」以及「史上第一位進行人工關節置換的醫師」說：「我們確實可以像其他科學學科一樣，在醫學上做出這樣的觀察，你會發現有很多事物在被發現其價值之前早就為人所知。」[4]

沒有人確定格魯克是否真的曾經把他的象牙植入肩關節裡，但毫無疑問地，在一八九三年三月十一日，貝安（Jules-Emile Péan）於巴黎將第一個金屬人工肩關節植入人體。貝安醫師是巴黎著名的外科醫師，以靈巧、鼓舞人心的教學和外向的性格而聞名。法國人在十九世紀初將醫學的專業地位從底層提升成受人尊敬的科學事業；然而近五十年來，德國人卻放棄了在醫學思想上的優勢地位。正如《肩肘外科期刊》（*Journal of Shoulder and Elbow Surgery*）所回顧的，貝安在一位差點死於嚴重結核病感染、年約三十七歲麵包師身上，植入了訂製的鉑金人工肩關節，為肩關節手術領域做出了永久的貢獻：

> 人工關節的設計和製造（在貝安早些時候切除部分受感染的肱骨之後），由巴黎的一位牙醫──邁克爾斯博士（Dr. J. Porter Michaels）很快地完成了。骨幹由一個鉑金圓柱體製成，上頭有兩道狹長凸起和幾個孔，用於連接骨膜和肌肉。遠端有幾個螺絲孔可以鎖在骨幹上。頂端由一團橡膠組成，並在石蠟中煮了二十四小時做硬化處理。橡膠球上有兩道溝痕，以直角

相交。每道凹槽上都有一個金屬環，一個連接到關節盂*，另一個則連接到骨幹的近端。一般認為，這種人工關節提供了充足的力量以及關節的靈活度。[5]

但這一切在起初看起來是場完全不及格的勝利，第一年就出現麻煩的現象，患者的手肘發紅，需引流膿液，而且也需要動手術才能減輕症狀。經過三次額外的清創後，感染才似乎獲得控制。一位現代的外科醫師在報告這一病例後得出與格魯克觀點不同的結論，認為這位巴黎麵包師沒有經歷術後由皮膚傳播的感染（如葡萄球菌，那會導致在第一次手術後幾天內從關節排出膿液），而是在植入物周圍再次出現結節感染。由於沒有抗生素來控制局部復發，這次的人工關節手術注定失敗。

植入兩年後，患者手臂周圍又出現一個需要引流的膿竇。任何抗生素（即使是今日）都無法逆轉長期需要引流的人工關節感染，只有移除植入物才能解除疼痛。在外科醫師貝安切除這團鉑金和橡膠植入物之前，他做了另一件大事：X光檢查。一八九五年，倫琴（Röntgen）在德國伍爾茨堡工作時發現了電磁射線的影像能力，而世界上第一張人工關節的X光片就是貝安拍攝的，結果發現「人工關節周圍有一個長且具韌性的硬殼」。[6]這根在一百二十年前於巴黎被移除的植入物，並沒有被埋在垃圾堆裡，而是被好好收藏在華盛頓特區的史密森博物館供人觀看；至今全世界每月都有數百萬植入物被放進人體內，而它正是歷史中的首例。

---

* 譯注：關節盂（glenoid cavity）是肩關節中承接肱骨頭的解剖結構。

外科醫師一想到，他們打算進行植入物手術的關節發生了慢性感染，就如見到身體豎起「不要惹我」（Don't tread on me）的旗子*般備感威脅。幾十年過去了，貝安切除了鉑金和橡膠人工肩關節。唯一成功置換的植入物只有偶爾用在骨折患者身上的金屬板和螺絲，而科學家也還沒找到最適合人類使用的金屬合金。然而，二十世紀初的外科醫師們也逐漸意識到關節炎的肆虐，尤其是發生在髖關節和膝關節的案例。雖然結核病的發生率隨著生活條件的改善和對新鮮空氣的重視早已大幅減少，不過X光片卻使醫師能夠用自己的雙眼，以前所未有的方式觀察到關節炎。

人體的每個關節都有以下特徵：至少連接兩塊骨頭、上頭會有一個關節囊、關節囊裡有膜、有分泌潤滑用的關節液、穩定關節的韌帶將關節固定在一起，以及最神奇的部位——關節軟骨。關節軟骨同時提供了緩衝墊和光滑的滑動表面，讓我們在運動時不會感受到疼痛（如果你的軟骨是健康的）。關節軟骨是世界上最滑的材料，雖然隨著年齡的增長就會開始失去這些奇妙的特性。當醫師告訴某人他們有關節炎時，這表示軟骨已經病變，有可能是因為「磨損」導致退化，或是因為自身免疫問題（如風濕性關節炎），以致身體的免疫系統主動攻擊和破壞關節軟骨。無論是哪種情況，一旦軟骨磨損或破壞，關節炎會導致關節疼痛、僵硬、逐漸無法運動、骨頭末端骨質脫落、關節鬆脫，或是關節經常變形。一八九五年之前，醫師只能通過身體檢查來檢查患者，但「X光」使醫護人員能更清楚地直接觀察到關節炎，並開始考慮不僅要用手術治療結核病感染，也要用手術治療關節炎。

＊　＊　＊

史密斯－彼得森（Marius Smith-Petersen，一八八六～一九五三）在波士頓度過他的整個執業生涯。他在麻州總醫院工作，直到六十七歲去世為止。史密斯－彼得森醫師是挪威人，在威斯康辛州上高中和大學，後來在哈佛完成醫學教育和骨科住院培訓。以其專注、個人魅力和開刀時風趣的態度著稱，[7]而他最大的貢獻在髖關節領域。當他還是骨科住院醫師時，就開發了一種治療髖關節的新型手術，這種手術法至今已在世界各地使用了幾十年。史密斯－彼得森醫師發現他在住院醫師期間所學，用來處理股骨頸在髖部骨折的初級治療效果很差，並為此感到沮喪。因此，他發明了三節式的髖關節骨釘，大大改善了數以百萬計患者的生活，而且他還繼續修改，成為今日的治療選項。尼爾醫師在他的第一篇論文中也回顧了這種裝置。

史密斯－彼得森醫師最偉大的貢獻就是發明（現已過時的）植入物，以及號召醫師們來對抗人類的一大敵手──關節炎。

一旦醫師能在X光片上觀察髖關節炎，問題就變成「哪一種狀況更為嚴重？」究竟是讓骨刺如珊瑚般從股骨頭和髖臼中伸出來比較嚴重，還是關節軟骨被磨光而造成的骨頭對骨頭關節更嚴重？毫不意外，外科醫師得出的結論是，伸出的骨刺比較有可能是罪魁禍首；由於關鍵的生物力學研究尚未進行，他們並不知道健康的關節軟骨有多重要。就像當你抬起汽車引擎蓋，

＊譯注：指加茲登旗（Gadsden flag），為美國一種軍旗，象徵自衛戰略。

開始在皮帶和管子上塗上橡膠清潔劑，希望引擎能運轉得更好一樣；醫師們清除髖關節周邊的骨刺，希望能夠提高髖關節的性能。一九二〇年代，外科醫師開始在髖關節周圍做大型的皮膚切口，深入探索髖關節周圍的肌肉，並用鎚子、鑿子和大型鉗子深掘和去除關節周邊的硬殼。雖然這改善了一些患者的髖關節運動範圍，並解決了他們部分的疼痛，但像史密斯－彼得森醫師這樣的外科醫師並不完全信服。為了增進技術，這一小群外科醫師修改了作業流程，在股骨頭上放了一層生物性的覆蓋物，還在大腿側面（闊張筋膜肌）上取了一段寬的韌帶，將之用在失去關節軟骨的表面上，藉以增加潤滑度。外科醫師希望（雖然徒勞無功）身體能接受韌帶組織，重新長出一個新的滑動表面；很快地，這些仔細關心研究結果的人意識到，關節軟骨比他們一開始想像的更為特殊。

雖然史密斯－彼得森還沒有完全放棄二〇年代新奇的關節成形術（也就是在關節周圍雕刻骨骼），但一次偶然的觀察促使他重新思考身體形成新組織的能力。一九二三年，這位哈佛外科醫師看到一位年輕人抱怨背部疼痛。史密斯－彼得森把患者帶到手術室，結果發現一塊玻璃包裹在患者的疤痕組織裡。他後來回憶起這件事說：「……我移除了一塊玻璃，它已經在那裡一年了。玻璃被少量的疤痕組織包圍著，內襯是閃閃發光的滑液囊，裡面裝著幾滴透明的黃色體液。這種對外來物質的良性反應，給了我或許可以應用在關節修復的想法。」這種可能性在他腦中逐漸醞釀成「模型」的概念；若能將惰性物質製成的模塊安插在新的股骨頭表面與髖臼之間，引導自然的修復機制，就能使缺陷消除。待修復完成後再移除模型，將留下光滑而一致的表面，完美地恢復原有的組織和功能。[8] 史密斯－彼得森因此設想了一種新型手術，將玻璃製成的圓盤放進新的股骨頭上，引導身體長出新的纖維組織，理想情況下會長得像是股骨的纖維軟骨，這將提供新的滑動面。玻璃模型則用來孕育其他組織。在經過這樣的手術後，病患要於十五至二十五個月內回診，再進行第二次的手術移除模具即可。

在十年的時間內經過反覆試驗，這個杯狀模型的材料從使用玻璃、Viscaloid（一種賽璐珞）、電木*，到派熱克斯耐熱玻璃（Pyrex）；但從一九四五年開始，測試的成功率一直都差強人意。玻璃容易破裂。Viscaloid會出現排斥反應，還發生多次感染。派熱克斯耐熱玻璃則穩定、堅固，而且患者的股骨頭上真的長出了軟骨結構。然而，在發明第一個杯狀模型和模具關節成形術的十五年後，很明顯的是，玻璃和聚合物對於這個手術來說顯然已不夠堅固或耐用。

史密斯－彼得森在第一次嘗試模具關節成形術時，就意識到該設計並不適合這項手術，於是他和來自波士頓牙醫——庫克博士（Dr. John Cooke）討論了手術的失敗，庫克建議他使用維塔立合金，這是一種新型的金屬合金，是在牙醫界越來越受歡迎的材質。艾斯特諾實驗室（Austenal Laboratories）是由埃爾德爾博士（Dr. Reiner Erdle）和普朗日博士（Dr. Charles Prange）創立，成立的目的是希望能用新的金屬合金製造牙科零件。自青銅時代以來，人類一直在探索各種金屬元素（如銅、錫、鐵和鋅）的組合，但隨著鉻、鈷和矽等稀有元素的發現，「不鏽」鋼不再是白日夢。

我們常常會看到工廠或橋梁鏽蝕的鋼梁，這是空氣或環境中（如水裡）的氧氣與鋼內部的

---

* 譯注：是世上第一種人工合成的樹脂，因其特性而多用於電器外殼，故稱做「電木」。

鐵結合的「氧化」過程，通過一系列的「氧化」反應形成了氧化鐵。令人驚訝的是，相同的反應也會發生在人體內，畢竟體內顯然也存在氧氣和水。所以一般的鋼製植入物若放在人體內，就會是一場大災難；合金學家在二十世紀的一大成就，就是確定哪些金屬適合人類使用。在考量合金的可操作性、剛性與價格，不斷試誤來決定哪些合金合適的努力下，一位來自聖安東尼奧的外科醫師解開了合金的祕密，為史密斯－彼得森博士、尼爾醫師，以及後世的每一位外科醫師開啟新的道路。

隨著放射影像的出現，骨折的照護得到了可以顯著改善；外科醫師現在可以清楚看到身體每一塊骨頭的骨折，並做出分類。最終，創傷醫師可以瞭解哪些骨折要打上石膏，哪些骨折需要手術介入。金屬螺絲和骨板（長而薄的金屬板，上頭有螺絲孔）一開始由純金屬（如鋁、銀、金和錫）製成，但這些材質被證明太軟、不夠強韌，無法在癒合前發揮支撐骨頭的功能。雖然鐵要強得多，但周圍組織的化學反應使鐵製材料不切實際。如果希望盡量減少腐蝕，下一個合乎邏輯的方式是用電鍍塗上鉻（「鍍鋅鋼」），但結果卻會是一場災難：螺絲與骨板接合的地方時間一久，鍍上的鉻金屬就會被磨耗，使下方的鋼鐵暴露在外而被腐蝕。

因此，唯一可以接受的骨科植入物必須得是紮紮實實的合金，但當時還沒有合金進行過生物測試。維吉尼亞州長大的維納布爾醫師（Dr. Charles Venable）和他兩位來自聖安東尼奧的骨科醫師合作，花了數年時間對狗進行實驗，在狗的前臂骨骼中植入螺絲，通過X光和對骨骼及周圍組織的顯微分析來進行評估。他總共在二十四隻狗的前臂骨骼中放入令人眼花繚亂的金屬螺絲矩陣。透過實驗，他們意識到每種金屬都有自己的「電動勢」，即EMF（electromotive force），這是一種數學敘述式，描述了某種金屬與其他金屬相關的電位。這些不同金屬組成的螺絲彼此相近的電勢有很大的差異，因此兩個螺絲之間可能會產生電的交互作用。在所有測試過的金屬和合金中，骨骼和相鄰組織最能接受的一種金屬是維塔立合金。[9]與其他不鏽鋼合金不同，維塔立合金中沒有鐵，完全由鈷（六五％）、鉻（三〇％）、矽（五％），以及微量的錳和矽組成，擁有最少的電解反應與最好的癒合效果。

在論文的結尾，維納布爾和他的共同作者說：「我們建議一種適合骨科、類似於維塔立合金的金屬……」（證明了鉻不會對人體有害）。維塔立合金作為最佳植入物材質，已成為了公認事實。艾斯特諾實驗室多年來一直對牙醫界提倡維塔立合金，但維納布爾才是第一個在外科期刊上提到維塔立合金的人。史密斯—彼得森博士在維納布爾向他保證維塔立合金「完全合適」之後，立即以這種材質製造模具，經過反覆試驗，於一九三八年六月植入了第一個原型。他先前已經知道模具關節成形術的原理是重大創新，但真正關鍵的突破是維塔立合金；試驗後僅僅十個月，他就發表了自己最重要的論文。[10]既然現在有了具彈性又耐用的維塔立合金，他就在論文中更深入一個耐人尋味的可能性：「現在的問題是，是否不須放棄原本製造模具的原則；如果維塔立合金被證明是惰性的，那麼即使裝在兩個移動表面之間，也不需再進行第二步驟（即去除模具）。」[11]史密斯—彼得森猜測，用這種「表面修復」的新型手術法可能就已足夠，但只有時間能證明他的論點。就如科幻作家凡爾納所說：「告訴你們，科學啊，是由錯誤組成的，但它們是有用的錯誤，因為它們使人一點一點地找到真相。」

回顧發展歷程，從覆蓋股骨頭的活動式蓋子到替代性金屬頭頂，這種觀念上的跳躍並不令人意外。外科醫師過去只習慣處理骨折和搖搖欲墜的股骨頭，他們以對待機械的心態，迫使患者接受在輪椅上過活的命運。但大約在二戰期間，較為積極的骨科醫師已經可以設想用金屬頭完全取代壞死和崩壞的近端股骨，而第一個這樣做的是巴爾的摩和約翰霍普金斯醫院的布爾曼醫師（Dr. Harold Bohlman）。他高高興興地讀了維納布爾和史密斯－彼得森的論文，就在那篇維塔立合金模具關節成形的論文發表後幾個月內，波爾曼已能將一顆維塔立合金製成的球體裝在金屬柄上，看起來就像一根棒棒糖。

不到一年，世界各地的外科醫師爭先恐後地設計出類似於波爾曼的股骨頭人工關節，這種關節通常由金屬製成，偶爾也會由丙烯酸樹脂*等新奇聚合物製成。但外科醫師在看到鬆動、脫臼和失敗的金屬球後，這種一股腦兒的熱情在幾年內逐漸消失。過去殘廢的患者，其髖關節疼痛和殘疾雖然因為植入維塔立合金的金屬頭得以緩解，然而一段時間後又會再次殘疾。二戰接近尾聲時，距離引進改良版的合金只剩下幾年時間，另一個使外科醫師增加不少膽量的驚人發展，是青黴素的發現和精密生產。雖然手術器械和植入物經過蒸汽滅菌（開發於一八八〇年代）得以大幅減少感染風險，但抗生素影響了醫學世界的每一個角落，進一步喚醒人們對髖關節疾病尋求更深刻答案的興趣。如果模具和小型固定式股骨頭不會引發感染的話，具開創性的外科醫師可能會更願意考慮，以長遠來看，大型人工關節是否會表現得更好。

有點諷刺的是，世界上許多最偉大的創新都由孤獨、背水一戰的地方人士所推動，他們都試圖在尋找解決問題的靈感。在音樂領域中就有薩爾茨堡的莫札特，或是來自明尼蘇達州希賓的巴布．迪倫（Bob Dylan）†。而外科領域最具突破性的神來一筆，往往來自像奧克拉荷馬市和南卡羅來納州的哥倫比亞這種地方的不知名人物。

美國骨科醫師學會（AAOS）是世界上最大也是最重要的骨科組織。美國骨科醫師學會有個年會，在開始的前十五年通常是在芝加哥舉行，也就是在其美國總部。但在一九五〇年，成千上萬的外科醫師參加了在紐約華爾道夫酒店舉行的會議，其中包括一位來自奧克拉荷馬市的外科醫師和一名六十五歲的女患者。麥克布萊德博士（Dr. Earl McBride）在會議上展示了他全新設計的人工髖關節，這與過去大家所認知的都不一樣。出人意料地，在他身邊的，是第一位接受將維塔立合金股骨頭立在一根長金屬柄上，然後打進空心股骨髓內腔的患者。現在的外科醫師已很少這樣做，但十九世紀的醫師會帶著他們的患者，在同事面前展示罕見疾病或不尋常的症狀。我們顯然可以推測，麥克布賴德醫師把他的患者從奧克拉荷馬市一路帶到曼哈頓，是因為他希望讓其他外科醫師親眼見證患者極為成功的術後結果。

兩年內，他在《骨骼和關節外科期刊》（*Journal of Bone and Joint Surgery*）期刊[12]上的論文，詳細介紹了這種「門鎖頭」式的人工關節，這種人工關節會深深插入股骨髓內腔。這是自格魯克博士於一八九〇年將象牙植入股骨髓內腔以來，首次的人工關節手術。但不一樣的是，麥克布賴德這次使用維塔立合金再次挑戰這種做法。他寫道：

---

* 譯注：是由丙烯酸合成的塑膠化合物，常用於汽車產業和醫療設備市場。
† 譯注：是美國暢銷創作歌手與民謠作家，曾於二〇一六年獲頒諾貝爾文學獎。

儘管她現在的關節有完整的靈活度，沒有任何疼痛，而且能在沒有支持的情況下在紐約街頭上行走，但還是有各種各樣的閒言閒語，例如「這行不通的；金屬太多了；髖臼無法站起來；這樣會導致壓力性壞死；這一定會鬆脫」。[13]

根據這篇一九五二年發表的論文，所有的二十二名患者（包括陪同他到紐約的那位婦人）都表現良好，沒有感染與脫臼。反對者全都錯了。雖然麥克布萊德醫師的人工關節螺紋柄沒能撐過時間的考驗，但當你考量到一九五〇年二月那場會議幾個月後爆發，並興起一波帶有柄的髖關節和肩關節的熱潮，還是可以感受到他的創新帶來的影響。直到一九七〇年代，美國食品藥物管理局（後面章節簡稱為美國食藥局）才會有一個專門的醫療器材局來監管這些事。在此之前，所有醫療器材都是自由開放的，基本上任何外科醫師或工程師都可以自由想像、設計、製作和植入任何設備而毫無限制。雖然這不總是對患者有利，但在美國（和世界其他地區）幾乎毫無限制的環境中，加上技術爆炸與抗生素改良，為人工植入物的興起創造了極合適的條件。

為了準備他計畫於一八九〇年在柏林舉行的國際外科會議上發表的內容，格魯克與醫療器材廠商和製造皇家家具的工匠合作，以象牙製的肩關節、肘關節、腕關節、膝關節和踝關節取代人類骨骼。可以想像，將人類骨骼與手工製的象牙人工關節組裝在一起，需要好幾小時的苦工，但他卻被德國外科的同業拒絕了（擔心他的所為會玷汙德國的科學），無法在會議上展示那個被稱為「巴黎骷髏」[14]的展品。最後這副展示品在歐洲巡迴展出了幾十年，但在二戰後遺失於蘇聯。概念上，法蘭克斯坦的怪物已經從一個虛幻的恐怖生物，變成一幅人骨與象牙的混合體。

在戰爭爆發後幾十年裡，一齣一九七二年首映的電視節目中，一位名叫奧斯丁（Steve Austin）的美國太空人在一場試飛事故中受了重傷，幾乎喪失生命，其故事被改編成《六百萬美元先生》（*Six Million Dollar Man*，科幻電視劇）。劇中讓太空人重生的神祕政府特工戈德曼（Oscar Goldman）說：「先生們，我們可以重建他。我們有技術。我們可以改良他。更好……更強……更快。」

第12章
監管與權利

「我認為我們已經把南方交給共和黨很長一段時間了。」
——詹森總統（Lyndon B. Johnson）在一九六四年簽署《民權法》時

醫學生每日面臨的最大挑戰，就是在這世界上尋找一個安靜的角落，像瘋子一樣埋首苦讀。作為一年級的醫學生，我的解決方案就是跳過圖書館，在堪薩斯城歷史悠久的堪薩斯大學醫學院的某座老建築中，尋找一條廢棄的走廊。堪薩斯大學是密西西比河以西最古老的醫學院，矗立於一座俯瞰著鐵軌和堪薩斯河的山上，其歷史與一旁的州線公路相差了將近一個多世紀。這裡的紅磚建物有各種用途，同時做為臨床、研究、行政和住院病房，分別以東海岸各醫界先驅的名字命名，這些醫師在波士頓、紐約和費城都享有盛譽，紛紛來到位在密蘇里河與堪薩斯河交匯處的牛城*。

* 譯注：指美國中西部專門交易牛隻的城鎮。

我最喜歡在伊頓大廈出沒，伊頓大廈的高樓層無人使用，布滿斑點的大理石地板有磨損過的痕跡，意味著這裡曾是臨床病房或醫院迴廊。雖然沒有標示著「請勿進入」，但我並不確定是否能待在這棟廢棄建物內。這裡很安靜，我找了還不錯的書桌椅湊合著用，幾週後，我開始覺得這是屬於我的空間。

我每晚都會來到伊頓大樓，很高興能繼續待在這個神聖的小書房裡。我喜歡偌大房間的氣味，有一種碘液（這總是讓我想起當獸醫的父親）與過去的清潔用品和老式地板蠟混合在一起的淡淡味道。這表示已經有很多年沒有任何人打掃過這房間，或甚至整棟樓。不過這樣很好，與世隔絕正是我想要的。這個校園裡有五十多棟樓，我不敢相信自己這麼幸運，能找到一個不過度講究、不那麼華麗，專門用來讀書的堡壘。

從這棟學術建築的窗戶往外看，穿過因斷線而亂七八糟的百葉窗，我看見了堪薩斯大學巨大的貝爾紀念醫院。這實際上是承繼此名的第四家醫院。這棟一九七九年完成的大廈相當龐大且現代化，由白色混凝土板和大片窗戶所組成，你可以看到外露的通風管和內部的樓梯間，讓人想起倫敦的勞埃德大廈。它的外觀被大片的燈光照亮，強烈的現代感與我這棟磚砌的小建物形成強烈對比。此處幽暗且寧靜，使我的內心平靜許多，能夠對人體內部運作的方式有所深思。

我完全沉浸在自己的思考中，背誦著肩關節周圍肌肉的起始點和終點，我隱約聽到走廊裡傳來一陣刺耳的叮噹聲。孤獨一人的時候，任何一點奇怪的聲音都會強化人的感覺，我覺得自己就像潛艇上的聲納技術員。刮著沙地和如喪鐘般的金屬聲迴響著，令人感到相當陌生與不安，現在我能清楚地聽到叮噹聲朝我迫近。房間外的走廊完全昏暗無光，我把椅子轉向門口，有個烏漆墨黑的身影出現在我的視線裡，與詭異聲音不相符的形象逐漸清晰。

我確認眼睛沒問題後，發現眼前是位年老而友好的非裔婦女，她彎腰駝背，背負著多年勞動和關節炎的痕跡。由於膝關節和腳踝扭曲，她那黑色皮革的「老太太」鞋磨損的位置並不對稱。她棕色的連衣裙有點破爛，下垂的肩膀上披著黑色大衣，這在八月份是很奇怪的穿著，但對一位城中婦女來說，這是出席重要場合或上教堂時的典型裝扮。她帶著皮手套的那隻手上握著一條生鏽的鋼筋，就是那種會在建築工地出現、上頭有紋路的金屬棒。這也解釋了我在走廊上聽到的叮噹聲，考量到上頭沒有手把又如此沉重，將之作為拐杖似乎是個很奇怪的選擇。

這位女士氣喘吁吁，一副迷路的樣子，我們看到彼此時都鬆了一口氣。她終於在這棟空蕩蕩的建物裡找到了一個活生生的人，對我來說，顯然她也不是鬼魂。她總算開口問我：「你知道三一二號房在哪裡嗎？」

我站了起來，朝著這位四處遊蕩的朋友走去，我發現她叫羅賓遜夫人。她的頭上戴著頂皺皺的黑帽，白髮從帽檐邊緣跑了出來。她黝黑的雙眼、泛黃的眼白與疲憊的樣貌，都無法掩飾她善於交際的個性。喘口氣後，羅賓遜夫人告訴我，她的孫子出車禍了。她的家人告訴她，孫子維農住在三一二號房；提到這點，羅賓遜夫人看了一眼我門口的號碼。我當然立刻意識到羅賓遜夫人迷路了，不知怎麼地發現自己置身於這個無人的建築中，我從房間窗戶指向外頭明亮的現代化醫院。「那裡是大學醫院，那才是你孫子住的地方。」

「但維農是有色人種，所以我知道他會住在這裡。」

現在換作我很好奇，想知道羅賓遜夫人來到這裡，是否真的有某種原因：「但他為什麼會在這裡呢？」

「因為這裡是黑人病房，我曾在這當過護理師，這裡是有色人種的醫師與護理師照顧黑人患者的地方。」

我完全說不出話來。堪薩斯州在內戰期間成為自由州，邊界對面就是有許多爭議的奴隸州密蘇里州。令人意料的是，內戰期間的戰場離堪薩斯醫學院僅有幾公里，但堪薩斯州人佔了上風，從沒有准許過奴隸制。可悲的是，即便在堪薩斯州，種族隔離制還是被大力推廣執行（最高法院對布朗訴托皮卡市教育局案*的關鍵裁決，就發生在堪薩斯州的托皮卡），但我從未聽說堪薩斯大學有為特定公民開設獨立醫院。

我帶羅賓遜夫人回到中央醫院大樓，同時聽了許多關於種族隔離和民權運動時期前後發生的故事。我很高興能告訴她，現在所有患者不分種族或宗教，都會被安置在這間中央醫院。我帶她去搭電梯後（她仍緊緊抓住那根叮噹響的拐杖），到自助餐廳喝了更多咖啡。醫院的餐廳建在中央醫院西側，那裡從主結構中伸出一片落地窗組成的牆面。往外看，穿過一座小型草皮與花園，可以看見我的書房：伊頓大廈。我從未注意到那棟老磚樓東側有個關閉的舊出口，但沒有通向任何地方。我仔細看了看，在入口上方有鑿過的痕跡，

> 上頭刻著伊頓大廈的名字。這棟樓坐落於醫學院後方，那對門曾是建築物正門。在這黑暗的夏夜裡，中西部的螢火蟲提供了微光，我瞇著眼睛觀察大廈的標誌，發現上頭在不久前正刻著「黑人病房」四個字。

阿拉巴馬州長華萊士（George Wallace）和聯邦政府於一九六三年六月十一日，就兩名阿拉巴馬大學非裔美國學生的入學問題發生對峙後，甘迺迪總統發出由衷的呼籲，即後來所謂的「民權演說」。華萊士州長起初執意阻擋在校門外†，但他很快就心軟了；而就在當晚，甘迺迪總統發表了一篇十三分鐘的演講，內容是倡議非裔族群得以平等地進入公共機構，他說：「因此，我要求國會頒布立法，賦予所有美國人在公共旅館、餐館、劇院和零售商店等類似機構設施中，擁有接受服務的權利——在我看來，這似乎是一個相當基本的權利。否認此事就是獨斷的侮辱。我認為在一九六三年，沒有美國人應該忍受這種侮辱，但如今卻仍有許多人不得不忍受。」

五個月後，甘迺迪總統遭到暗殺，雖然他的遇害造成無窮的災難性後果，但若刺殺沒有發生，至少會有兩個偉大的成就可能無法達成。在甘迺迪的第一個任期結束之前，亦即在他

---

* 譯注：指布朗（Brown）父女於一九五〇年代控訴種族隔離剝奪黑人受教權而違憲的事件，此案為美國民權史上重要的經典案例。

† 譯注：擋校門事件（Stand in the Schoolhouse Door），為華萊士州長堅持種族隔離制度，試圖阻止有色人種學生入學一案。

遇害後七個月內，一九六四年的《民權法》（Civil Rights Act）由詹森總統簽署立法。一年後，《社會保障修正案》（Social Security Amendments）於一九六五年簽署，同時建立了聯邦醫療保險（Medicare，此後皆以 Medicare 代稱「聯邦醫療保險」）[*] 和聯邦醫療補助（Medicaid）。詹森稱為「偉大社會」（Great Society）[†] 的政策計畫，與上述兩個最重要的法案有著意想不到的聯繫，即使到了今日，這種共生關係也未得到充分的重視。在甘迺迪總統的民權演說中，列出了禁止歧視非裔人士且須提供平等待遇的各種機構（酒店、餐館、劇院和零售商店），但從未提及醫院。在一九六三年的時代，這樣的要求太高也不切實際，但在短短幾年內，全美國五百多個「黑人病房」大多數被關閉，更在 Medicare 制度成形後遭到完全廢棄。

Medicare 是美國醫療保健的最大支付者；而它才剛慶祝了五十週年。如果 Medicare 是人，那麼它才剛拿到美國退休者協會的會員資格。一旦年長公民開始領取社會保障福利，就會自動加入 Medicare 的 A 部分。只要作為美國公民，就「有權」獲得 Medicare 的福利；但也有不少人會選擇放棄**所有**社會保障福利，**不**參加 Medicare。[‡] 因此，所謂的「權利」指的是 Medicare 的「福利」。這種「強制性」的醫療險始於十九世紀末的德國，其總理俾斯麥（Otto von Bismarck）的領導團隊導入了「社會保險」的概念。[1]《德國疾病保險法》（The German Sickness Insurance Act）於一八八三年通過成為法律（就在柯霍發現導致結核病的細菌隔年），建立了由雇主和員工繳款提供資本的強制性保健制度，其中富人的貢獻超過窮人。[2]

許多歐洲國家也採取了類似的強制醫療險形式，包括一九一一年的英國。英國國民保健署成立於一九四八年，用來確保所有英國人都能享有醫療保健服務（加拿大在一九六八年模仿了這個制度）。一九一一年在英國建立的社會保險計畫，無疑鼓舞了包括進步黨（公麋黨）領袖老羅斯福（Theodore Roosevelt）等美國知識份子。

當時老羅斯福的政治風格已從嚴厲保守的「藍血」§共和黨轉變為進步、社會平等的倡議取向，Medicare是一九一二年進步黨的綱領。老羅斯福（進步派）和塔虎脫（Taft，共和黨）在一九一二年大選中都落敗，民主黨的威爾遜（Woodrow Wilson）自一九一三至一九二一年擔任總統一職。雖然國家健康保險在一九一二年一直是令人注目的話題，但一戰使其難以通過，[3] 還需要數十年在政治上才有討論的可能。

金鮑爾（Justin Ford Kimball）是德州人，畢業於貝勒大學和密西根大學法學院，在德州和路易斯安那州的小城鎮開始他的高中教師和校長生涯。他是一位人生勝利組，不但當上教育局長，回到韋科後還從事法律工作。更關鍵的是，金鮑爾隨後在保險公司破產案件中擔任接管人的律師，這使他接觸到精算科學這個極度強調分析、結合數學和統計方法與風險管理的領域，而金鮑爾在這方面也表現得相當游刃有餘。

---

* 譯注：為美國聯邦資助提供的健康保險方案，主要為六十五歲以上的退休人士及身體健康有問題或傷殘人士而設，亦稱「老人醫療保險」或「退休醫療保險」。

† 譯注：指美國一九六〇年代提出的一系列針對教育、醫療、城市、農業和交通問題國內政策。

‡ 譯注：部分富有階級會因 Medicare 保障範圍不足而購買其他保險，並拒絕給付 Medicare，但也必須連帶放棄其他社會福利。

§ 譯注：指出身於權貴世家的人。

這位極有天賦的管理者，是個「頑固、生活多采多姿的博學者，他聲稱與該州一半的人口有某種血緣關係，並與達拉斯上流社會的關係極為密切」。[4]金鮑爾在一九一四至一九二四年間成為達拉斯的教育局長。在他的任期內，一場有如聖經災難的全球瘟疫震撼了這個早已疲憊不堪的國家。

一九一八年可怕的流感大流行是歷史上最大的自然災害，在一戰的最後一年蔓延至世界各地，導致全世界五千多萬人死亡。死於這場瘟疫戰爭的美國人（六十七萬五千人）比死於海外戰爭的美國人還多。由於當時沒有流感疫苗，也沒有藥物能治療伴隨這種疾病而來的致命肺炎，美國人在這場疫情中格外脆弱。雖然在達拉斯地區只有不到一千人死亡，但疾病和失業是身為教育局長的金鮑爾所面臨的重大難題。

金鮑爾為該市的教師設立了「疾病福利基金」，以保障他們在流感大流行期間的生計，「每月一美元的會員捐款，能讓罹病者獲得一天五美元的補助，可補償患病第一週後的收入損失。」[5]他利用統計數據評估和降低風險的經驗，為教師們制定了計畫。他也仔細列出參與基金的人數，以及與健康有關的統計數據。

一九二九年，金鮑爾成為貝勒大學達拉斯醫學院的副校長，負責監督醫科、牙科和護理學院的教育計畫，同時也額外承擔了大學醫院搖搖欲墜的財務問題。此時醫院才剛從救濟與垂死之地，轉型成為充滿康健形象的庇護所，但代價是花費了大量資金。貝勒大學醫療中心甚至在一九二九年十月二十九日華爾街崩盤前就陷入嚴重的財務困境，而金鮑爾作為務實、多才多藝的德州人，似乎生來就是要應付這種艱難的工作。

先前作為教育局長，金鮑爾完全掌握透過疾病福利基金「投保」的教師人數，現在作為貝勒醫院的管理者，他也充分掌握了醫院的財務、費用與收入，特別是醫院在照顧達拉斯教師時花了多少費用。金鮑爾的一位年輕學生特威蒂（Bryce Twitty）提問：「為什麼我們不能像伐木場和鐵路公司照顧員工那樣照顧我們的患者（教師）……（也設立）公司的附屬醫師。」[6]這些醫師照顧當地勞工既有利於公司，也是勞動力的福祉。

一九二九年秋初，金鮑爾遇到達拉斯教育局的老朋友時，提出了**醫院預付款計畫**，允許教師每月支付一筆金額，用來抵銷未來可能花費的醫院帳單。這個時候還沒有任何國家的精算數據能供金鮑爾參考；壽險公司一直迴避醫療健保，沒人計算得出醫療需求和成本之間的統計數據。沒人知道該向教師收取多少費用，但金鮑爾有擔任教育局長期間所累積的詳細紀錄。「那些紀錄……是我在整個美國能找到的唯一精算資料。身為前保險律師，我需要自己設計表格去擷取資訊。（當年秋季，教師之間盛傳）如果教師團體有七五%的成員加入計畫，從十一月的病假津貼開始，每月只需支付五十美分，貝勒醫院就會在需要時以這筆款項作為醫院照護的預付款。」[7]

對教師們和醫院來說，這其中有某種機緣與巧合，因為就在這個計畫啟動幾小時內股市就崩盤了。毫不意外地，教師們踴躍地參與計畫，達拉斯到十二月就有超過七五%的教師參與，而計畫於一九二九年十二月二十日上線時適逢耶誕節假期。「計畫」的成功立竿見影，達拉斯國民銀行和《泰晤士先驅報》的員工緊接著加入行列；事實上，在未來的五年內，該計畫號召了四百零八個員工團體參與，共有兩萬三千名會員。金鮑爾不但拯救了貝勒大學的醫院免於破產，也如吹笛手般將源源不絕的患者送上醫院大門。隨著醫療費用開始飆漲，患者也慶幸自己在遭遇事故或罹患重症時，不再會因為財務狀況而使生計受到影響。

隨著美國在大蕭條的邊緣搖搖欲墜，該計畫開始推行到全國。一開始以單家醫院為單位，聯合醫院計畫在大城市啟動，小額「預付」保費受到經歷戰爭、流感大流行與金融崩盤的美國人熱烈歡迎。未來幾十年內，還會開發更先進的保險產品，如賠償（定額現金補償）、服務福利（特殊照護的天數）和重大醫療保險（補償性質，如「天災」）。在一九三〇年代，該計畫是多數美國人唯一聽說過的醫療保險。

在明尼蘇達州，當地組織被稱為「藍色計畫」，主要管理者范斯滕維克（E. A. van Steenwyk）正為他的公司尋找一個新標誌。經過一番思考，他選中藍色十字架，這個標誌隨著時間過去，在全美國變成一種象徵，而醫院預付款計畫最終成為全國性的組織。金鮑爾不是精算科學家，也不是訓練有素的醫院管理者，他五十七歲時以新手身分接管了當地一家醫院，幾年內就成為「藍十字」（Blue Cross）[*]，開啟了醫療保險革命。如今這個價值數十億美元的行業主導著聯邦和商業醫療領域，為美國人負擔了重大常規（植入物）手術，也為後世鋪平了道路，這是在咆哮的二十年代[†]，還只是一位教育局長的金鮑爾無法想像的。

在藍十字成立後的十年內，美國醫學會（AMA）及旗下醫師決定，類似的預付款計畫也應該與看診連結。極強大的美國醫院協會（American Hospital Association）和AMA之間長期存在著對抗關係，特別是在醫療保險問題上。醫院幾乎立即接受Medicare（即便當時這是由政府控制的單一支付者保險[‡]）的想法，但AMA卻竭盡所能地反對由政府管理的健康保險。

醫學和外科學的進步「將照護中心從家庭或診所轉移到醫院」，[8] 隨著「醫師出診」的消失，一般大眾對醫師診療服務計畫的需求日益增長。隨著時間過去，醫師們（一開始）覺得非營利的藍十字醫療預付費的想法很貼心，於是藍盾（Blue Shield）[§]也應運而生了。多年後，藍十字和藍盾國有化並聯合成為一間大公司。

藍十字和藍盾的基礎是建立在醫院和醫師與員工團體的關係上，就像教師工會、工廠和鋼廠工人，以及警察協會。另外，在老羅斯福總統執政期間，雇主和員工之間令人驚訝的合作，導致幾乎每個州都對勞工補償保險進行了徹底改革。雙方作出了讓步；雇主被鼓勵建立工傷保險制度，盡可能減少受到員工訴訟的法律風險。員工最終也能在工作場所受到保護，免於接受懲罰性工時、不安全的工作條件或因工作傷害而失去醫療保障。工傷醫療保險和職工醫療保險的結合效應，意味著許多工人享受了前一代人所沒有的保健服務。一九四〇年代初，一套戰時工資和福利的法規規定，雇主應提供醫療保健作為「附加」福利，進一步拉近工作與醫療保險之間的聯繫。

不幸的是，由於改革幾乎完全以勞工為中心，失業或年長的美國人在一九五〇年代末依然

---

* 譯注：指誕生於大蕭條時期，是美國歷史上最悠久、規模最大、知名度也最高的專業醫療保險服務機構。

† 譯注：咆哮的二十年代（Roaring Twenties）是指一九二〇年代，西方世界在這十年間充滿了文化與藝術活力，因此又被稱為「歷史上最多彩的年代」。

‡ 譯注：單一支付者保險（Single-payer healthcare）是由政府提供經費，讓私營醫療院所提供服務的制度。

§ 譯注：是與「藍十字」類似的保險計畫，由美國伐木與採礦工人向當地醫師支付月費，以獲得醫療服務。

被排除在外，而且隨著醫療費用的增加，住院費用越發威脅一般人的財務健康。從一八八〇到一九三〇年代的半個世紀間，外科消毒法——以苯酚清潔皮膚和外科醫師手部的技術，永遠改變了外科手術介入的範圍，人類的脆弱性因此有了重大轉變。然而，嚴重的感染還是會加速死亡，直到一九四〇年代引進了磺胺類藥物（Sulfonamides）*和青黴素，才拓寬外科在醫院進行介入的安全區。無菌手術結合抗生素治療相當有效但花費極高；讓人死是很便宜的，拯救性命卻非常昂貴。

戰時美國的就業、生產和創新繼續以驚人的速度發展。「非營利性『藍色計畫』的增長，並沒有因商業保險行業的出現而消失，尤其是那些向員工團體出售人壽和意外傷害保險的公司。到了一九四〇至一九四六年，商業公司持有的團體和個人住院保單數量，已從三百七十萬大幅上升到一千四百三十萬」。[9] 團體手術賠償的覆蓋率，同樣也從兩百三十萬張保單增加至一千零六十萬張保單。

在一九四六年年底之前，美國的醫院建設很少，但該年的《希爾—伯頓醫院勘察與建設法》（Hill-Burton Hospital Survey and Construction Act）在全美掀起建設醫院的熱潮。「從一九四六到一九六〇年，自主建設的醫院以及州和地方政府醫院的數量，增加了一千一百八十二家……該計畫下的聯邦支出，從一九四八年起的每年七千五百萬美元，上升到一九六一年的一・八六億美元」。[10]《希爾—伯頓法》的一項關鍵規定是，（已獲得贈款的）醫院必須向無力支付醫療費用的人提供二十年的免費照護。對於那些在一九四六年獲得初授資金援助的醫院來說，一九六六年剛好啟動 Medicare 也就不足為奇了。

外表光鮮亮麗的醫院爆炸性地增長擴建，保險人數也不斷膨脹，但這些都掩蓋不了「因年齡或經濟地位而被排除在外」的人（也就是窮人和失業者）所面臨的困境……」。[11]而第一批要認真對待的族群就是老年人。由於經濟大蕭條破壞了美國人的財務穩定，一九三五年的《社會保障法》通過雇主和員工的供款（至今仍存在於 W-2 表格中的第四欄）[†]，建立了永久的國家老年養恤金制度。

杜魯門總統（Harry S. Truman）的聯邦福利局（後改名為衛生教育福利部，之後又再分裂成多個聯邦部門）與社會福利局一起計畫，將提供老年福利的同一方案，轉為提供 Medicare 福利。聯邦福利局局長尤因（Oscar Ewing）說：「透過這樣的保險制度，老年人可以得到急需且寶貴的住院保險……這將減少聯邦、州和地方的開支，並減少醫院的赤字。」[12]就像金鮑爾的達拉斯教師們在每份薪水中留出一點錢作為預付醫院費用一樣，尤因提議建立一個系統，讓美國人預付款項供年老時使用。直到一九五一年，這個提議花了十五年才寫進法律中。

對老年人國有化醫療保健最尖銳的反對來自 AMA，他們稱杜魯門一開始的提議為「反美」和「社會主義的醫學」，擔心國會對醫療產業的監督可能會導致醫師收入銳減。在四〇、五〇年代，「政府透過稅收減免，鞏固私營醫療體系，補貼為員工提供保險的公司。許多勞工通過這種間接且隱匿的政府援助，被導入私營的保險系統，導致聯邦政府更難以直接對個人提供保

＊　譯注：磺胺類藥物是一系列以磺胺發展而來的抗菌藥物。
†　譯注：指美國雇主發給員工的全年薪資統計表，其中第四欄為社會保險稅的計算結果。

險。」[13]

正如普立茲獎得主——醫學史學家斯塔爾（Paul Starr）所提出的，[14]雖然AMA及醫師在十九世紀幾乎沒有權力，但醫學教育的現代化，以及在一九一〇年的弗萊克斯納報告*（卡內基基金會資助）清除了偽醫學院的餘緒，導致了醫師的權力壟斷。一九〇六年《純食品和藥品法》（Pure Food and Drug Act）的推出，讓人們摒棄非正規的偽藥，並在弗萊克斯納那宛如編年史的報告出版後，關閉了更多偽醫學院，賦予醫師越來越大的威望與談判權。

第一個解決老年人醫療保健問題的國會法案是《克爾—米爾斯法案》（Kerr-Mills Act，一九六〇年的社會保障修正案）。儘管早在十幾年前，全民強制性Medicare之夢就已破滅，甚至難以提供老年人有限的醫療保險，但尤因的首席顧問科恩（Wilbur Cohen）和福克（Isidore Falk）制定了一個「漸進方案」，以實現他們（截至二〇一九年仍未實現）全民覆蓋的目標。「漸進主義的想法是，先為少數人通過適度的保險計畫，之後再逐步擴大該計畫，直到覆蓋所有人口」。[15]與參議員甘迺迪（尚未成為總統前）的替代強制性醫療保險提案相比，《克爾—米爾斯法案》得到兩黨的大力支援，該提案將通過增加社會保障稅來獲得資金支援。雖然擁有Medicare的退休人員越來越多（一九五二年為三一%，一九五六年為四四%，一九五九年為五三%），但《克爾—米爾斯法案》[16]仰賴各州的參與和聯邦政府的效率，這是限制其有效性的兩個因素。

如果限定的試點計畫發展良好，那麼漸進主義會是一種富有成效的策略；如果初始計畫無法成功，漸進主義也會是優良的策略，因為支持者可以辯稱是限制本身阻礙了計畫發展。《克爾—米爾斯法案》給全民醫保的倡議者兩種選擇：可先在全美各處零星地覆蓋某些老年人，同時強調許多人仍被排除在外。在艾森豪總統（Dwight Eisenhower）簽署該法案後幾個月內，新上任的甘迺迪總統就在一九六一年的國情咨文中對該法案提出了挑戰，呼籲制定一個聯邦社會保障計畫，為六十五歲以上、將近一千四百萬名的美國人提供醫院保險。

甘迺迪演講後不久就推出《金—安德森法案》（King-Anderson bill），提議強制為老年人提供醫院和療養院的照護保險。該法案得到工會和自由派的支持，但遭到AMA、商業團體和保守派的反對。《克爾—米爾斯法案》的共同發起人為來自阿肯色州的民主黨員米爾斯（Wilbur Mills），他在甘迺迪政府時期擔任眾議院籌款委員會主席。當時的參眾兩院仍有許多「保守派民主黨人」，米爾斯主席就是其一。從一開始，自甘迺迪在一九六〇年以微幅勝利擊敗尼克森以來，《金—安德森法案》就面臨一場艱苦的戰役。米爾斯議員多年來致力於修改立法和獲得必要的選票，期望使法案能脫離委員會進到下一階段，但AMA和其他遊說團體阻礙了法案（更不用說米爾斯自己對法案有多堅持了）。

甘迺迪總統任期還不到三年，就於一九六三年十一月二十三日遇刺身亡。「在甘迺迪去世的兩天前，《華盛頓郵報》專欄作家埃文斯（Rowland Evans）和諾瓦克（Robert Novak）寫道：『只要米爾斯繼續反對通過由社會保障體系提供資金的醫療健保，甘迺迪總統的計畫就注定會在程序委員會上胎死腹中。』」[17] 民主黨在參眾兩院都取得了壓倒性勝利，詹森總統誓言將民權和

* 譯注：弗萊克斯納報告（Flexner Report）由教育學者弗萊克斯納所提出，其中指出美國醫療教育的缺點而引起極大爭議，進而影響了醫學教育體制推動改革。

Medicare作為他「偉大社會」的一部分；他顯然知道第一任總統任內的「蜜月期」是訴諸情感的完美時機。

《民權法》（一九六四年）的通過，「可追溯至三十年前新政時代*的晚期」，[18]但在杜魯門或艾森豪，甚至羅斯福的執政期間卻無法通過。民主黨在這幾十年來一直主導著國家政治，在過去九次總統選舉中贏得七次，而平均「選舉團的選票比共和黨的一百零一張多出四百二十四張」。[19]那麼，問題就很明顯了，為什麼杜魯門或甘迺迪還要如此辛苦地通過提案？答案可能與有強烈凝聚力的南方民主黨人士有關，因為他們「擁護種族隔離、反對工會、抗拒大多數的社會改革，以及資歷規則和南方重新選舉成員的制度†」。[20]

在新政時代，民主黨有兩個主要聯盟。一個是北方自由派，他們喜歡制定社會創新提案，如「社會保障擴大、國民保險、強有力的勞動保護、兒童福利計畫等等」。[21]另一個則是實質統治國會的南方保守派。政治學家卡茨內爾森（Ira Katznelson）將這狀況描述為「瑞典福利國家和南非種族隔離的聯盟，並由後者主導」。[22]民權法案通過後，經過長達九十天的阻撓投票被否決才得以執行，而為了打破南方的抵抗，三十三名共和黨參議員中有二十七人倒戈加入了四十五位民主黨議員。

根據類似的安排，許多政治專家認為《民權法案》促成了Medicare的通過。共和黨發現Medicare成了既成事實，便提出一項名為「更好醫療保險」（Bettercare）的替代法案，這是一個自願性保險計畫，用來支付醫師診費，而部分資金來自一般稅收。AMA則提議名為「老年醫療保險」（Eldercare）的不同計畫，該計畫將作為「克爾—米爾斯計畫」的擴展，包括補助醫師看診、護理之家照護和處方藥費用。就本質上來說，「老年醫療保險」就是Medicare的先行者。

「Medicare」「更好醫療保險」與「老年醫療保險」這三項相互競爭的提案，彼此之間既矛盾又互補。支付住院費用、診所保險和擴大貧困照護，是國會從未考慮過的三大迫切需求，甚至支持專為長者設計的醫院綜合保險的人也未曾考慮過。這三項提案不可能同時通過，否則會帶給人民及政府太過龐大的義務。然而，這真的在歷史上發生了。

一九六五年三月三日，米爾斯主席發動歷史上最偉大的立法政變，他提議合併三項法案的所有主要內容。在眾議院籌款委員會的一次會議上，他求助於詹森總統的代表科恩（Wilbur Cohen），問為什麼他們「不能制定一個整合性制度，結合政府在Medicare中針對醫院的計畫，以及一個更廣泛補助醫師診療與其他服務的自願性計畫？」[23]科恩後來回憶：「聯邦政府幾乎沒有審查替代方案、選項、成本或權衡取捨，就直接進入重大醫療照護的領域。」[24]經過幾個月的審議，參眾兩院通過了這項俗稱「米爾斯三層蛋糕」的法案，終於正式成為《社會保障法》第十八和十九章的修正案內容。第十八章由A部分與B部分組成，分別概述了醫院和附屬醫療保險（如診所就診）。聯邦醫療補助則透過第十九章的通過而成立，但從未被稱為C部分；三十年後，隨著一九九七年《平衡預算法》（Balanced Budget Act）通過，正式啟動按人數收費的健

* 譯注：是指一九三〇年代美國大蕭條後實施一系列經濟政策的時期。

† 譯注：是指美國南方種族隔離政策，剝奪了非白人公民的選舉權。

康計畫，一開始稱為「自選醫療保險（Medicare+Choice）」，後來稱為「優勢醫療保險（Medicare Advantage）」。

只要瞭解「三層蛋糕」的歷史，就能解釋 Medicare 與聯邦醫療補助令人困惑的細節。例如，為什麼醫院保險被定義為「A部分」？因為醫院保險是根據《聯邦醫療保險法》的「A部分」（一開始是《金—安德森法案》）定義的。為什麼醫師診療保險在「B部分」下報銷？因為診所就診是通過該法的「B部分」（《社會保障法》第十八章第B部分的正式修正案）處理的。為什麼A部分通過社會保障稅提供資金？因為該法案從一開始就因附屬於社會保障的一部分而得以通過，並解釋了為什麼A部分的費用從社會保障福利中報銷。相反地，B部分的付款來自一般稅收，如一開始所提議的那樣。

經過多年的爭論，在老羅斯福提出全民醫保計畫後整整半個世紀，詹森總統終於在一九六五年七月三十日，於密蘇里州獨立市的杜魯門圖書館，簽署了「聯邦醫療保險法案」。坐在他旁邊的是第一個接受 Medicare 的人：杜魯門前總統，他在那天收到了 Medicare 的官方卡。

民權運動從根本上改變了美國對窮人、失業者與老年人醫療健保的看法。Medicare 是選舉勝利下的產物，勝選原因來自民權法的通過與隨後的民權運動，所以它也可以說是民權運動帶來的禮物。[25] 十年內，「醫院成為全國種族和經濟最多元融合的私營機構……一度多達五百多家的黑人醫院中只剩下四、五家，其他的不是關閉，就是轉為其他目的而使用」。[26][27] 要說有什麼更令人難理解的，那就是美國直到一九六〇年代仍有種族隔離醫院（比如我母校的伊頓病房），或是「聯邦醫療保險法案」是否真的有促使這些醫院加速關閉。

聯邦醫保法需要整整一年的時間才能「上線」，在那一年當中人們猜想，美國龐大的聯邦官僚機構會不會像艘龐大的遠洋船，改變航道駛向新的地平線，對數以千計的醫師和醫院行使控制權，讓他們為數以千萬計新投保的人提供服務？不過令人震驚的是，政府並沒有控制權。正如 Medicare 的主要設計師——科恩後來哀歎：「包括我自己在內的聯邦醫保法支持者，都不得不在一九六五年承認，我們無法真的控制醫院與醫師。我被要求承諾……聯邦機構……不能行使控制權。」[28]

當 Medicare 通過時，立法者已編纂了之後藍十字與藍盾的支付政策。在該政策中，一九三〇年代的非營利性藍十字醫院保險計畫，充當了「進入醫院行業的穩定資金管道」。[29] 關鍵是，由於每一州的藍十字計畫通常會「報銷」醫院用在治療患者的費用（無論費用多少），以致在醫療健保進入爆炸性增長階段時，幾乎沒有限制成本的動機。普林斯頓大學賴因哈特（Uwe Reinhardt）認為，這種圍繞「補償」而非「付款」的方向，讓「醫院必須根據外部限制來管理其分項賬目的成本」，[30] 固化了費用會不斷增加的系統。以州為基地的藍盾計畫（用於醫師報銷）向醫師支付了「普遍、慣常與合理的（原文簡稱為ＵＣＲ）」費用，再次顯現出幾乎無成本控制的現象。

這個費用不斷增長的系統當然不會停止為醫院和醫師報銷：「Medicare 被要求追溯性地按比例為每家醫院分擔其個別機構所通報、投資於建設和醫療器材的所有資金，並得按比例分擔其營運成本。」[31] 這種有保證的報銷確保了回報率，投資者擁有的醫院數量開始起飛也就不足為奇了。醫療採用藍盾UCR式醫師報銷，按照「慣常、普遍與合理的（簡稱為CPR）」收費，只對醫師採稍微較嚴格的限制。

賴因哈特認為：「實際上，由於一九六五年Medicare被列入法律，給了醫療機構默許，使他們從國會取得了通往美國財政部的鑰匙。」[32]諷刺的是，正是堅定的共和黨總統（尼克森、福特、雷根和小布希）「以民主黨永遠不敢做到的方式讓醫院與醫師們屈服」。[33]一九七〇年代末，卡特政府同意醫院業者透過「自願努力」來控制成本，但這天真的承諾並未產生實質的影響。

長達二十年的「報銷」在雷根執政期間結束，當時Medicare的規則被改成更具商業導向。「追溯性全額報銷的想法，對於任何習慣正常商業原則的人來說，看起來都非常奇怪，尤其令政府感到煩惱。」[34]因此，研究人員和決策者將醫療條件分類成略多於五百個「診斷關聯群」或所謂的「DRGs」[*]，好讓醫院根據每組分類所預設的固定金額取得報酬，從而獲得「公平利潤」。此舉確實具革命性，並為世界各國甚至美國的私營保險公司所複製。

以單一DRG案例為基礎的會計系統向醫院報銷，是聯邦政府為了結束醫院與醫師數十年來為「慣常的」治療收取（和接受）無限資金的第一槍。隨著經濟學家和統計學家的加入，Medicare資助了一項重大研究，內容涉及提供各種醫師服務的「相對成本」，旨在確定大量不同醫療事件所涉及的時間、技能和風險範圍。[35]這促使了「發展醫療資源相對值表」（RBRVS）[†]為一九八九年的立法鋪平了道路，該立法正式規定基於RBRVS的醫師診療價目表（此費用會因地制宜，根據「勞動力成本、職業責任保險與辦公空間成本」而有所變化）。[36]自此，再也不會看到掌握財勢的醫院與醫師拉著山姆大叔的錢包不放，異想天開地想要收取鉅額診療費的過時陋俗。

Medicare所發起的創新如DRGs和RBRVS，已被私營保險部門採納。此外，當醫院和醫師與非營利與營利性廠商談判時，費率會參考特定年度的Medicare開銷計畫（醫師可能會說：「我們與信諾集團的新合約是Medicare於二〇一五年開銷計畫的一三五％」）。雖然Medicare只佔「全國醫療支出總額的二〇％左右，在總計兩兆七千九百三十億美元中佔約五千七百二十五億」，[37]卻依然在公共與私營醫療支付改革中扮演極重要的角色。最近，國會試圖在「全球範圍內」削減醫師診療費，為Medicare支出設定與國內生產總值（GDP）增長相關的目標。該計畫利用「批量績效標準」（VPS）[‡]規定，若上一年預算超支，本年度的醫師費用將會減少。雖然永續增長率（SGR）系統[§]的規定相當嚴格，卻能輕易且有效地實施，但因醫師社群動用立法影響力來反抗這項措施，而無法實際生效。這是少數近期有醫師會介入干涉的法規，而過往這類使「醫師動刀」[¶]的政策也很少真的生效。但如今，無視於永續增長率幾乎已成為華盛頓特區每年一度的國會通過儀式，有些人批評永續增長率幾乎永久擱置的狀

---

* 譯注：是一種住院支付制度，將採取類似治療的疾病分在同一組，並依照不同組別所的標價，做為保險業者支付醫院醫療費用的依據。

† 譯注：是一種用於釐清要向醫療提供者支付多少費用的模式。

‡ 譯注：是一種控制醫療成本的方法。

§ 譯注：是取代批量績效標準的方案，使用年度和累計的支出目標來控制醫療費用。

¶ 譯注：醫師動刀（doc fix）為雙關語，fix有「固有；操縱」之意，暗指醫師社群透過政治影響力在國會操縱醫療相關政策方向。

態，正是導致醫療支出「無法永續」增長的因素。

Medicare 佔聯邦總支出的七分之一：二〇一六年的三兆九千億美元預算中，約有五千八百八十億美元用於 Medicare。[38]在推行的五十年當中，聯邦預算用於 Medicare 的支出百分比穩步增長，二〇一六年超過一五%（佔GDP的三・二%），預計到二〇二四年將超過預算的一六%和GDP的三・六%。從二〇一〇到二〇五〇年，六十五歲以上的人口將會增加一倍，從約四千萬人增加到八千四百萬人，其中很大一部分將是八十歲以上的長者，照顧龐大老年人口的費用將會非常昂貴。賴因哈特認為：「目前關於美國財政政策的辯論堅稱，無論所需資金如何，政府總支出佔GDP的百分比必須保持在或低於一定的百分比……這才是『無法永續』的想法。」[39]

與大多數西方國家相比，懷疑論者可以振振有詞地批評美國的醫療品質與過高的費用不成正比（我這位外科醫師作者也承認）。我們為藥物、植入物和手術支付了太多費用，但在這個流行成本意識和結果追蹤的新時代，美國人將在「得到所付出的」情況上得到改善。然而，世界上沒有任何一個地方的經濟學家、精算師、決策者與醫師在他們自己心臟病發作、罹患癌症或經歷創傷需要得到照顧時，還會想要推動醫療系統的成本控制措施。

瞭解美國食藥局與 Medicare 的起源，有助我們理解植入物爆發式成長後的完美風暴。材料科學的改進、抗生素的發現、美國食藥局對植入物的監督、二戰後政府推動數千家新醫院的啟動、醫療保險的發明，以及 Medicare 的建立，都在幾十年內一同發展。患者需要醫療保險來支付新的昂貴手術費用；醫院、醫師與植入物製造商需要可靠的投保患者。一九六五年時，有誰能猜到，在他們最瘋狂的夢想中會發生什麼？當然，Medicare 的費用總是會超出預算，但我們不該責怪米爾斯和他的同事在「烘焙三層蛋糕」時沒能預測到未來。畢竟革命總是難以預測。

第13章 醫療器材許可

兩天前剛到倫敦，現在我還在適應格林威治時區*。從我的公寓搭上計程車，經過短暫車程到尤斯頓車站後，我搭上歐洲最繁忙的高鐵，花了兩個小時從倫敦到曼徹斯特皮卡迪利車站。在曼徹斯特，我轉搭第一奔寧特快（TransPennine Express）到威根鎮，然後叫了一輛計程車穿過蘭開夏郡的鄉村到萊汀頓教區。車窗外是平緩起伏的的英國農田，樹籬上密密麻麻的灌木叢和刺骨的樹木，將新耕種的波紋田隔開。

萊汀頓的田園環境不會讓人們對這個世界的醫學發展有所思考，但是城郊的一家醫院把我吸引到這裡。計程車在圓環轉來轉去，眼前終於看到萊汀頓醫院大樓。原來的莊園萊汀頓大廳（重建於一七四八年）外鋪了奶油色石頭，建築結構和風格莊嚴雄偉，十分符合這棟建築物過往在地方上的重要性。地面建築有一兩層高，不像莊園，皆由紅磚造成。

* 譯注：指以格林威治作為基準的時區，即英國所處的時區。

計程車停了下來，我的司機是位來自巴基斯坦、纖瘦的老先生，他告訴我說：「你知道，他們說這是歷史上一家非常重要的醫院，是發明關節置換手術的地方。」

拿出錢包付錢給司機後，我告訴他：「沒錯。這就是我在這裡的原因，我想看看這一切在哪裡發生，並表達我對查恩利爵士（John Charnley）的敬意。」

一堵非常古老的石牆位於馬卡達姆停車場的兩側，另一側是二十世紀六〇年代的一層式建築——著名的髖關節外科中心。數以百計參觀過這個聖地的外科醫師站在門口，與查恩利或其他幫助這個地方出名的外科醫師合影留念。

穿過門口，我見到了普爾巴赫（Bodo Purbach）先生，他是德國出生的整形外科醫師，也是查恩利最偉大的信徒。普爾巴赫先生熱情好客，希望在繁忙的工作日結束後帶我四處逛逛。我們帶著一位年輕學生（外科住院醫師）一起看了些患者，他們幾天前接受了髖關節置換手術。看了看四周，我被醫院建築的簡單裝飾和樸實無華打動了。這些長型建築平行地排列，起初是南丁格爾為了促進空氣流通而提出的構想；這裡的家具、油漆、照明和病房裡的兩張病床，讓人彷彿置身在三十年前的時空。

普爾巴赫先生看著我，用輕微的德國口音說：「現在來到最有趣的部分！」

我們拉出大鑰匙圈上的一簇鑰匙，沿著黑暗的走廊走到其中一棟建築的盡頭。現在，在肩關節外科醫師芬克先生（Mr. Lennard Funk）的陪同下，普爾巴赫先生打開大門並開啟燈光。螢光燈嗡嗡作響，我瞬間置身在一座博物館裡，四周是髖關節植入物的展示櫃、積塵的醫療器材箱，以及近一個世紀以來最具歷史代表性的髖關節植入物文物。

對於任何對醫學和手術史感興趣的人，以及對於我來說，這是一大寶藏。我感覺自己就像卡特（Howard Carter）*置身於圖坦卡門之墓被挖掘的那一刻。靠在一堵牆上的是訂製的聚乙烯磨損測試機，我多年來已在各種期刊論文中看過這台機器的插圖，現在終於能親眼見證它的模樣。然後，在我左方的是一盒五十年前的查恩利丙烯酸骨水泥。我繼續穿過房間，在好幾層的櫃子間一個接一個地看著查恩利多年來設計的金屬髖關節柄。而後我見到了聚乙烯和鐵氟龍髖臼杯。

也許查恩利對人類的最大貢獻，就是以耐用的聚乙烯作為軸承的表面，進行了全關節置換。他的發現是一場命中注定的意外：一家德國聚合物公司的推銷員帶著一個齒輪樣本公事包出現，猜測查恩利可能對他測試中的聚合物機械零件感興趣。他的實驗室助理克雷文（當然，還有查恩利先生）認為，聚乙烯是他們一直在尋找的突破性材料。為了測試這種新的聚合物，克雷文開發了多平面磨損測試裝置……此刻，這台機器就在我眼前。改變世界歷史的文物就在這個檯面上，覆蓋著薄灰。

在一旁的陳列櫃中，我看到幾乎摧毀查恩利爵士所有作品的罪魁禍首。從人類身上取回的鐵氟龍髖臼杯位於架上，杯子已嚴重侵蝕且不均匀地磨損。如果說聚乙烯是回應祈禱的解答，那麼鐵氟龍就是震撼查恩利核心信心的邪惡瘟疫。到了一九六二年，鐵氟龍在任何情況下都明顯是場長期的失敗，即便金屬合金髖關節柄表現良好，髖關節上的

* 譯注：卡特為英國考古學家，是埃及法老圖坦卡門陵墓的發現者。

鐵氟龍髖臼杯依然會「融化」，而且金屬球上也會帶有磨損。我俯身把臉靠近白色蠟狀的鐵氟龍，意識到自己正直面查恩利論文照片中的實物。這個植入物是查恩利一系列失敗中的最後一根稻草。他從未進行過動物研究，而一九六二年，英國也沒有監管機構監督醫療器材的審核。查恩利總是先想出一個製造植入物（無論是自己做還是與他的公司夥伴合作）的點子，然後在沒有追蹤機制、也沒有患者的術後狀況分析下直接進行手術。

查恩利在聚乙烯發現二十年後還會再執行一次手術，但他保留了失敗的鐵氟龍髖臼杯，讓我們更加瞭解了這個人。他是一名真正的先驅，用基卜林（Kipling）的話來說，他「用相同的態度去面對勝利與災難」。這些鐵氟龍的老玩意並不是丟人的破東西，而是關節置換術發展的重要篇章。最偉大的創新者總是努力尋求正當性、接受真相，從看似有希望的假象中挖掘出真實。

老羅斯福於一八五八年出生於紐約市，幼年因患有兒童氣喘吃了不少苦頭，直到青少年時期才開始對運動產生極度的狂熱，進而改善了身體健康。一八八〇年從哈佛大學畢業後，他回到紐約的哥倫比亞大學法學院就讀，隨後便被選為紐約州議員，正值二十四歲的他甚至還帶著娃娃臉。老羅斯福是自由市場資本家，信服當今傳統的保守理論，贊成提倡低工資、低稅收以及少量社會服務的自由放任主義。但老羅斯福於一八八二年在工運運動者貢普斯（Samuel Gompers）的鼓動下得到不一樣的啟發。

一八八二年，紐約的立法機構提出了一項法案，禁止居家生產雪茄，他們認為這會增加雪茄工人極大的壓力。[1]當時，位於紐約的雪茄公司要求員工「將工作帶回家」，不只希望他們在家囤放製造工具，更糟糕地，甚至希望他們能在原本已經很擁擠的集合式公寓裡囤積成束的濕菸葉。貢普斯挑戰持懷疑態度的老羅斯福，要求他親自去瞭解工人的處境，老羅斯福也認同「眼見為憑」的想法，[2]於是兩人一起參觀了紐約的住宅區。

老羅斯福視察後大為震驚且感到不適，不僅工人的生活條件極為惡劣，有孩子的家庭的生活條件也非常不堪。老羅斯福無法忍受那種放任不管的態度，認為這種態度就像在移民工人居住區堆放的辛辣菸草一樣糟糕。這位年輕的哈佛畢業生兩度去到住宅區，最後說：「我不但不反對這項法案，還要全力支持它。」[3]一個熱愛運動、永遠無法容忍軟弱的人，已認識到「當生活不公平時，所謂的自給自足與競爭精神都是難以企及的」。[4]

辛克萊（Upton Sinclair）雖然不是社會記者的核心成員，但他在一九〇六年春出版了一本名為《魔鬼的叢林》（*The Jungle*）的書。作為「曝光文學」，書中講述的是芝加哥肉類包裝商悲慘的世界。[5]

> 為了寫《魔鬼的叢林》，辛克萊花了七週待在芝加哥的屠宰場和肉類包裝廠，穿上髒衣服，提著午餐桶與移工混在一起。白天，他參觀骯髒且極危險的工作場所，記錄了管理階層對工人的嚴厲對待和政府監督的缺乏。晚上，他去敲工人的門，用筆記錄下他們的觀點。辛克萊原本想引導人們關注芝加哥這座「包裝城」裡被剝削的立陶宛移民的困境，他的小

說是絕望工人階級生活的通俗劇。書中某個段落特別吸引大眾的喜愛，儘管這個段落只有幾頁，卻講述了一個十分特別的故事，內容與美國人喜愛消費的肉類有關。辛克萊描述了老鼠在成堆腐肉上嬉行、留下糞便的場景，並討論了感染結核感桿菌的肉是如何包裝之後銷售到市場上；也討論酸如何腐蝕工人的皮肉。最令人震驚的是，有工人失足跌進烹飪室的大槽中，而這些事情都被人忽視，「直到他們所有的屍骨都消融進『杜爾翰牌純豬板油』並一同被販售到世界各地，事情才會有所改變！」那些令人反胃的恐怖場景，比辛克萊所要傳達的、關於工人的觀點流傳得更久。「我本來打算瞄準公眾的心，」他後來寫道，「但不經意間，我一拳直接打進肚子裡。」[6]

老羅斯福在擔任紐約州州長兩年後曾短暫擔任美國副總統，而麥金利（McKinley）總統於第二任任期開始僅六個月後就被暗殺，老羅斯福也因此繼任成為美國史上最年輕的總統。此時離他參與聖胡安山戰役，創造了「我生命中偉大的一日」[*]，也不過短短三年。年約四十三歲的他，把進步的期許轉向了過去幾十年不受約束的工業增長。老羅斯福總統於一九〇五年獲得自己的任期後，對國會說：「應禁止販運已變質或被摻假，而損害人們健康或欺騙購買者的食品。」一毫無疑問，老羅斯福記得美國軍隊的可怕供食[†]，也記得自己對工人艱苦或前線食品產生的疑心。他知道自己需要一個突破點才能實現自己的立法提案。無論是作為警察局長、紐約州州長還是總統，老羅斯福都以對不公的敏感與管理的熱情，來緩和自己對統治和征服的狂熱。雖然國家公園管理局是老羅斯福在商業化與高度管制之間最開明與平衡的案例，但也許每天（甚至每小時？）都在影響美國人的最重大轉變，卻是一九〇六年《純食品和藥物法》（Pure Food and Drug Act）的制定，後來促成美國第一個公民保護機構——美國食品藥物管理局（FDA）——的成立。

在這個一九〇六年的法案被制定的前個世紀裡，醫師和「專利藥」推銷員間一直存在著戰爭。「對祕密配方藥物的需求始於殖民地，而藥品來自於英國。但在革命期間，英國專利藥品無法進口，美國商人便用任何看似合適的仿製品來裝上英國瓶……這一切都是包裝過的幻想，包裝成為最重要的部分。」[7] 隨著新化學科學的建立，人類有如獲得普羅米修斯的能力，能製造出稀釋過或魚目混珠的添加劑和無菌劑，舉凡變質的牛奶、肉品和蔬菜都能利用新發現的化學物質來進行偽裝。

一九〇六年六月三十日，在與國會、肉類包裝業、畜牧業和「製藥業」鬥爭之後，老羅斯福總統終於簽署了《純食品和藥品法》。這條法律不只對美國當地的肉類進行檢驗，對於毒品貿易的監管也因立法而產生變化。新法律創立了美國第一個監管機構，而食品和藥品**安全**是重中之重，同時也強調了打擊**詐欺犯罪**。新法案禁止虛假陳述，要求準確貼示成分標籤並禁止摻雜成分。**僅僅**將一九〇六年《純食品和藥品法》的成果，歸功於肉類包裝行業的改革和「蛇

* 譯注：是美西戰爭中最重要的戰役，老羅斯福藉此將西班牙勢力逐出古巴與菲律賓，他將之稱為「我生命中偉大的一日」。

† 譯注：是指美西戰爭之際，供應美軍軍糧的黑心廠商造假劣質食物，造成許多前線士兵食物中毒。

油」[*]專利藥品的減少是錯誤的。最重要的是，政策的規定使政府施行保護公民的責任，讓公民免受無約束的商業行為之侵害。然而更具意義的是，「不僅只有業者的貪婪和濫用會迫使人們採取行動，科學的進步也同樣創造出新的希望，促使人們提出解決方案來加以防範不法行為」[8]。正因為首次有真正的藥物可以治癒患者，假藥才需要被銷毀。希爾茨（Phillip Hilts）轉述費舍爾（Irving Fisher）的話解釋道：「世界正逐漸意識到它擁有能改善自己的能力。」[9]

一九三八年，為回應一九三七年S. E.麥森吉爾公司配發遭到致命汙染的磺胺藥物的事件[†]，《食品、藥品和化妝品法》（Food, Drug and Cosmetic Act）由小羅斯福總統簽署成為法律。而這場危機，也凸顯了一九〇六年《純食品和藥物法》的錯誤與弱點。美國剛從大蕭條中走出來，正處在十字路口，並意識到可以製造出特定藥物來治療特定疾病。化學不再是虛假的煉金術，疾病的分子原理源自於德國關於疾病細胞原理的想法，這意味著細胞的功能障礙必須根據人體內的分子來理解和治療。隨著啟蒙的光芒照耀，號稱「萬能靈丹」的偽藥怎麼可能再被信任？鐘擺擺動著，公司要生存，需要研究部門、科學家和實驗室。在二十世紀二〇年代，製藥公司有幾千名科學家。到了四〇年代，甚至在戰後創新爆炸之前，就有將近六萬人投身於製藥業。[10]

一九三八年的《食品、藥品和化妝品法》是「民事治理的里程碑，不僅對美國來說是如此，對全世界的民主政府來說也一樣。在未來的幾年裡，每個已開發國家都將採納其核心原則。這是第一部要求藥品在上市前須被分析檢驗的法律。它將科學方法（非商業性、非口耳相傳、非基於權威意見的方法）作為現代社會的標準，並將這樣的理念納入法律」。[11]雖然當時檢驗的內容只將藥品納入，尚未納入植入物，不過那是因為當時植入物的概念還未流行。美國法律還需要幾十年的時間，才能使「醫療工業綜合體」真正現代化。（詳見第十四章）

美國食品藥物管理局從農業部調到聯邦安全署，後來被命名為美國衛生、教育及福利部（HEW），現在則隸屬於衛生及公共服務部（HHS），繼續負責監督藥品生產（包括檢測、工廠檢查、標籤、行銷、包裝和長期安全分析）；食安監督；疫苗、血液和血清監督；以及確保化妝品和產品排放輻射的安全性。無論是人類還是其他動物使用的產品，美國食藥局在這些領域都擁有管理權。此外，通過規範菸草產品的製造、銷售和分銷來促進公共衛生，並在反恐能力（通過確保食品供應安全和促進治療性醫療產品的發展）方面發揮著重要作用。但直到二十世紀七〇年代，食藥局才獲得監管醫療器材的權力。

二十世紀四〇年代以前，醫材的定義從未包括「植入物」的概念。數百年前，醫療設備往往只是詐騙，或是如同魔法般完全缺乏科學價值，例如神杖、鼻子拉直器、專利金屬拖拉機（基本上就是魔杖之類的東西）、橡膠加熱機，以及毫無邏輯的膝關節支架。這類器材大多透過安慰劑效應起作用（若真覺得有效的話），因此除了騙錢之外，也很難譴責它們有什麼壞處。隨著倫琴在一八九五年發現X射線、居禮夫婦在一八九八發現放射性物質之後，這些利用放射性技術

* 譯注：蛇油（snake oil）指誇大成效、實則無用的藥品。

† 譯注：該公司推出了一種有毒的磺胺酏劑藥品，未經毒理學驗證便立即上市，造成百餘人死亡。

的「令人好奇的裝置*」沒過多久就進入美國和歐洲市場。許多早期的放射性研究人員都因為接觸這些元素而患上疾病，所幸美國食藥局及時意識到該予以處理，以盡量減少輻射暴露。放射衛生局於一九七一年從公共衛生局調到食藥局，建立了更具學術性的框架。

食藥局在戰後各項設備技術大鳴大放時期所面臨的龐大挑戰，與一九三八年在藥品監管法案上的挑戰相似，即在上市前的測試、審查和批准等方面，都沒有最高監督地位的設置。當時食藥局的執法資源只使用在監管小設備和小發明上，而這些東西通常被視為與擺在鞋店的X光機一樣無害†，但卻變得越來越危險。一九六二年，甘迺迪總統提議改變醫療器材進入市場的方式，[12]但人們的注意力已轉移到了Medicare和藥物恐慌（包括沙利竇邁的噩夢，後文將會提及）上，醫材監管的辯論被放在次要位置，等待即將到來的危機。

尼克森總統在第一任內早期就批准了醫材立法，組織了庫珀委員會（Cooper Committee）。該委員會由前大學心臟外科醫師、國家心肺研究所所長與普強公司經理庫珀（Theodore Cooper）擔任主席，負責制定監督醫材產業的立法提案。一九七〇年，由十名成員組成的委員會（全都是政府官員）發表了庫珀委員會的官方報告，強調處理醫療設備時須有特定方式，不能與藥物相提並論。因此，開始對市場上所有設備進行分類、根據器材涉及的專科，以及獲得批准所需的審查級別進行分類。直到一九七三年，食藥局已建立了十四個不同分類的專家小組。到了一九七五年，發布了一般性的告示，就分類措施向醫材製造商提供諮詢意見。

在食藥局繼續籌備工作的同時，也出現了一些公共危機，促使公眾注意到聯邦監管的必要性。道爾盾（Dalkon Shield）是一種子宮內避孕的金屬裝置，它的外表有些嚇人，看上去就像一隻有著長尾、會游泳的寄生蟲。設備「尾部」的多孔螺紋，後來被確定為感染主因。從一九七一年開始，它被放進數百萬的婦女體內，導致數以千計的人住院、妊娠期間發生併發症、骨盆炎（PID）、不孕症，甚至死亡。一九七五年，這場災難持續醞釀中，超過十五萬名婦女對製造商A. H. 羅賓斯公司（A.H. Robins Company）提起訴訟，這是自石棉公害‡以來最大的侵權案件。[13]道爾盾災難迫使美國人自問：「我們怎麼能讓這種情況發生？」患者不是在沙利竇邁悲劇中死去的年幼兒童，而是具生育能力的年輕婦女，她們會因骨盆炎和不孕症而帶著永久的創傷活下去。對於道爾盾缺乏監管的公憤，以及對有缺陷的心臟節律器的類似擔憂，使得國會被要求進行改革。

經過幾年行政和立法上的爭論，福特總統（President Gerald R. Ford）終於在一九七六年簽署了關於醫材的修正條例，並將其寫進法律。醫材局從此成立並監督一九七六年修正案的執行情況。該法意味著任何新的植入設備都必須經過「上市前批准」（PMA）。那些在自家車庫裡敲敲打打製造出來的植入物，再也不能像查恩利醫師在英國萊汀頓做了二十年的髖關節植入手術一樣，完成的隔天就植入人體。與藥品一樣，新法律規定醫材製造商應提出申請。對於已上

* 譯注：指放射線裝置因尚未被發現其危險性，而遭到濫用。

† 譯注：一九五〇年代的美國流行於鞋店配置X光機，供顧客照射出足部的模樣，但幼童卻因暴露在過量的輻射線下，日後造成了許多罕見的足部癌症案例。

‡ 譯注：石棉因其特性適合用於建材而一度廣泛應用，但之後卻被發現會引發肺部疾病，直至一九九〇年後才完全禁止，而至今仍是許多癌症案例的元凶。

市的設備，也必須加以回溯，新型設備全都需要申請新的PMA。

一九八二年，醫材局和放射局合併為一個單位，即醫材與放射健康中心（CDRH），隸屬於美國食藥局。該中心管理所有醫材和放射檢測機，以及任何發射電磁射線的設備，如微波爐和手機。但也許它最重要的作用是整理醫療植入物的應用上，像是心臟節律器、深腦刺激器、骨科關節置換、耳蝸植入物和心臟瓣膜。

與藥物審核過程面臨的雙重壓力類似，製造商與患者往往也對食藥局追求精確的堅持與緩慢的行政速度感到相當沮喪；在藥物或設備故障或造成災害的罕見情況下，食藥局又會因為標準鬆懈或隨意審核而受到批評。食藥局有史以來最嚴重的失誤是批准沙利竇邁，這會讓新生兒罹患海豹肢症，在這種可怕的情況下，嬰兒的胳膊和腿在子宮內發育不全而導致四肢畸型，異常的手腳只有幾英寸的肩膀或髖關節連接在身上。在最壞的情況下，所有四肢都受到影響，有鑑於缺陷發生在這麼多的孩子身上，造成終生的殘疾，食藥局「永不再錯」（*never again*）的反應也是可以理解的。

經批准的植入物也有類似的醜聞，在這些情況下製造商、醫院、醫師和食藥局手上都沾染了血跡。系統性故障最突出的例子還在進行中，可能你我身邊都有因此受傷的患者，那就是超過四萬名美國患者與全球將近十萬名患者，使用德普伊（DePuy）的關節表面置換（ASR）髖關節植入物進行髖關節完全置換。這項產品一直到二〇一〇年八月二十六日才終於退出世界市場，近萬名原告可能要求德普伊（嬌生集團旗下的公司）拿出近四十億美元進行和解。究竟為什麼一個錯得離譜的人工髖關節能進入（並留在）市場上長達七年？

這麼說也許有些爭議，但考慮到疼痛的急劇減緩和功能改善，再加上感染率低與想再次手術的需求，說髖關節置換是世界上最成功的手術並不為過，有些人甚至稱它為「世紀手術」。[14]然而在某些方面，老年人髖關節置換的驚人成功，導致外科醫師和患者試圖突破機械耐久性的極限，將之推廣到更年輕和更活躍的患者中進行置換。從二十世紀六〇至九〇年代，關節置換的黃金標準是將一根人工關節柄植入股骨管（用骨水泥固定），再將人工髖臼（髖關節）敲進骨頭裡，最後在金屬關節杯中放進聚乙烯襯裡。這在老年人中已被證明功能持久，但這些聚合物襯裡就像任何機械性襯裡一樣非常容易磨損，時間一久可能就會失效。機械工程師們繼續思考「替代性的軸承表面」的可能性，想知道是否有金屬和塑膠的另一種組合，能讓更年輕活躍的患者接受人工關節置換術。

這些突破性的想法就像在醫學中常發生的那樣，往往是對舊概念的重新審視。第一次成功的髖關節炎手術，是由麻州總醫院院長史密斯—彼得森執行，他用玻璃或金屬製成的髖臼杯蓋住股骨頭，完成了股骨的「髖臼杯關節置換術」。髖臼杯人工關節置換術的預後好壞參半，因此採用查恩利全髖關節置換術的案例數遠遠更多，但髖關節脫臼和聚乙烯磨損的問題，啟發了外科醫師和製造商再次考慮用大金屬球取代股骨頭部。一位在英國倫敦接受訓練並於伯明罕執業的愛爾蘭人麥克明（Derek McMinn），自一九八八年以來一直思考如何製作**沒有**聚合物襯裡的人工髖關節，最後這點子由麥基（McKee）與法拉爾（Farrar）於一九六〇年提出。[15]麥克明在一九九一年開始使用大型光滑金屬頭，使其在拋光金屬髖臼杯內旋轉，希望仔細放置的零件和一層薄薄的體液，能在金屬球和金屬髖臼杯之間提供潤滑作用。

一九九一年，麥克明起初稱他的髖關節為「麥克明人工髖關節」，而後於一九九七年使用全新設計的「伯明罕髖關節表面置換術」（BHR）。早期的結果相當不錯，保存骨頭的部分多（在BHR中去除的骨頭較少）、髖關節穩定性更高（因為金屬頭較大），而且沒有聚乙烯磨損的問題，使BHR成為年輕活躍患者定期更換髖關節的絕佳替代品。由於當年3M公司生產的髖關節失敗，撤出歐洲，BHR的時機再好不過了。

麥克明於二〇〇四年在英國《骨與關節外科雜誌》上公布了伯明罕髖關節的早期結果。平均來說，在手術後三．三年，接受手術的四百四十名患者中只有一人再次接受手術，有高達九九．八%的患者免受植入物故障的困擾。到了二〇〇〇年，麥克明先生每年植入超過兩百個BHR，而他的祕密也已公諸於世，討論這種髖關節的風氣越演越烈，全世界各地精力充沛的工程師與外科醫師，爭先恐後地設計了不會脫臼的「金屬對金屬」（MoM）髖關節。

總部位於印第安那州小華沙市的德普伊骨科，是世界上最古老的植入物製造商。德普伊成立於一八九五年，在成為骨科巨頭前，起初是一家夾板製造公司。像大多數骨科公司一樣，德普伊認為設計一個金屬對金屬人工髖關節勢在必行。雖然食藥局直到二〇〇六年才批准伯明罕髖關節，但似乎不可避免的是，每家公司都會在短時間內生產無聚合物的髖關節。

任何植入物的製造，第一步都是組織一個由工程師、設計師、市場專家和顧問外科醫師組成的團隊。設計團隊在這幾年內會定期聚會，但一開始必須分析市場需求、現有產品以及美國與國際上現有專利法的「營運自由」（freedom to operate）*。公司擁有的「智慧財產權」（IP）一旦獲得專利，就會建立起仿製壁壘，理論上在該法治國家所有製造商都該尊重這項限制。如果競爭公司在某種植入物上擁有強大的智慧財產權，則新的設計團隊就必須創造出新的樣式、形狀、技術和工藝，以避免侵害競爭對手的合法權利。設計的改變有時能使性能提高（同時在幾乎不合法的模仿遊戲中創造一個「解法」），但偶爾也會造成嚴重的故障危機。

雖然植入物公司通常會雇用「內部」工程師和市場專家，但設計團隊中的外科醫師通常是獨立醫師，他們只是因為該領域的專業知識而接受諮詢的工作。這些外科醫師通常是大學裡的學術型外科醫師，正處在醫學生涯的巔峰狀態，負責訓練年輕的外科醫師，並在會議上給予指導（通常植入物是由他們設計）。公司聘請的「意見領袖」不僅自己會大量使用產品，也會影響其他外科醫師成為大量使用者。毫無例外地，外科醫師就像參與新藥試驗的內科醫師，或是在學術和商業環境中提出假設與做實驗的科學家一樣，對於以合乎道德的方式進行實驗這點來說，是無可妥協的存在。但是對於有幸成為成功設計團隊一員的外科醫師來說，龐大的利益將會讓他們的道德標準受到嚴峻的考驗。

德普伊召集了一支來自澳洲、愛爾蘭、英國、德國和美國的外科醫師團隊，並在千禧年左右召開早期會議。麥克明最初的金屬對金屬人工髖關節於一九九一年首次亮相，而接下來的伯明罕人工髖關節早在一九九七年就被植入人體，並激勵下一個主要的金屬對金屬人工髖關節盡可能快速且安全地進入這個龐大的市場。德普伊的商業領袖（以及他們的外科醫師顧問）知道，成功的髖關節植入手術能帶來數十億美元的收入，毫無疑問地，麥克明早期的骨科會議展示令人

* 譯注：指在不侵犯他人專利的情況下，進行商業活動。

相當樂觀。

德普伊將ASR髖關節表面置換系統提交給食藥局批准，這裡出現了某種獨特的轉折，他們提交了兩種版本的ASR髖關節。兩者都使用了相同的髖關節髖臼杯（髖臼零件），但在股骨方面，一個有長柄、像鐵道的突起一樣會撞擊股骨管（ASR XL）；另一個則是「無柄」的選項，本質上只是在股骨頭頂部戴上帽子，裡頭有小中央釘設計釘進股骨頭。令人驚訝的是，食藥局從未批准過後者，也就是最類似於伯明罕人工髖關節的無柄選項，而是在二〇〇三年授權ASR XL上市。隔年，這兩個版本在歐洲和澳洲都獲得批准。[16]行銷活動很快就興起，向世界各地的外科醫師分發了閃閃發光的宣傳手冊和技術指南。

澳洲與全歐洲的外科醫師於二〇〇四年開始植入ASR髖關節表面置換系統，美國則於二〇〇五年十二月開始採用，[17]但僅過了幾年（美國以外）就發現植入ASR的患者產生了一些不理想的結果。美國食藥局及CDRH卻仍未發覺美國境內早期植入失敗的案例，因為**美國沒有國家植入物登記系統**。

＊＊＊

第一個人工關節登記系統是在近五十年前的梅約診所建立的，該診所的醫師同年成為第一批採用查恩利全髖關節置換的醫師。[18]一九七五年，瑞典隆德大學骨科教授鮑爾（Göran Bauer）思考了建立**全國**膝關節總登記系統的計畫（之後很快於一九七九年建立了瑞典髖關節置換術登記系統），要求全瑞典所有骨科醫師收集患者的基期資訊，並忠實追蹤了所有患者。鮑爾曾在瑞典接受過訓練，之後在紐約特殊外科醫院工作七年並擔任該院的研究主任。他一九六九年回到瑞典，此時人工關節置換術在瑞典南部各處正成為一個廣為大眾接受的手術，他也漸漸感到需進行標準化和成果評估。一開始在瑞典小型醫院中展開的多中心人工植體研究，後來成為世界上第一個國家人工關節登記系統。[19]

會再次注意到ASR，完全只是因為食藥局認為這是一項新技術，而沒有將之視為五一〇（k）設備*。這迫使德普伊進行臨床研究，並涉及更多的審查（「臨床研究用醫療器材豁免」，或稱IDE），從而大大減緩ASR在美國的推出。雖然IDE研究中的ASR患者被德普伊仔細追蹤，但ASRXL的植入者卻沒有。令讀者驚訝的是，植入物製造商沒有任何正式的機制來追蹤其產品在美國是否成功。豐田公司可能很清楚普銳斯汽車（該公司旗下產品）排氣管故障的狀況，德普伊卻低估了一個新的髖關節植入物在美國的表現。

在人工關節登記系統中，一開始你會以為外科醫師是在分析患者，實則不然。在此研究的**是植入物的存活率**，與關注患者生命狀態、基於疾病的登記系統（如糖尿病或心臟病）並不相同。患者在手術期間會被匿名輸入資料庫，並登記關於設備、使用的手術技術以及醫師姓名等資訊，所以國家人工關節登記系統提供所有外科醫師已應用植入物之年限的寶貴資訊。也正因如此，外科醫師在自己發表的植入物研究中，無法只呈現有利的案例。眾所周知，外科醫師在自

* 譯注：指的是向美國食品藥物管理局提出上市前申請文件，而不需要進行上市前核准的設備。

我報告不良結果時完全不可靠；以績效為導向的專業人士常常不願承認失敗（即使參與者相當無辜）或揭露判斷錯誤。因此，國家人工關節登記系統扮演了分析人工關節置換術短期、中期和長期結果的關鍵角色。

截至本文撰寫時，世界上只有十一個國家有人工關節登記系統：瑞典、芬蘭、挪威、丹麥、紐西蘭、澳洲、加拿大、羅馬尼亞、英格蘭／威爾斯與荷蘭。北歐關節置換術登記協會（NARA），則是瑞典、挪威和丹麥的膝關節與髖關節登記機構間的合作。國際關節置換術登記協會和美國食藥局國際骨科登記聯合會（ICOR）推動了一項運動，致力於數據收集的統一性、加強數據共用，並為植入物創建通用條碼。儘管查恩利先生在發明人工關節置換方面佔據首要地位，但英格蘭在二〇〇二年才建立國家人工關節登記系統。令人驚訝的是，美國此時仍然沒有國家登記系統。來自愛荷華州的著名整形外科醫師卡拉漢（John Callaghan）表示：「作為植入物的提供者和使用者，美國都處於領先地位。我們應該成為後續行動的領導者。」[20]

澳洲外科醫師於二〇〇四年開始建立ASR髖關節表面置換系統；到二〇〇七年，澳洲國家人工關節置換術登記系統（ANJRR）報告指出，德普伊植入物的重建率高於預期。管理機構認為，人工髖關節每年預期的衰竭率應該要低於一％，這意味著從植入手術開始的五年內，九五％的患者仍應擁有功能良好的髖關節。然而澳洲的數據顯示，兩年的再置換率高達五．一六％，[21]這對年輕患者所使用的植入物來說，是個相當驚人的速度。澳洲國家人工關節置換術登記系統的主任格雷夫斯（Steven Graves）教授，向德普伊通報了這一令人驚訝的消息，認為「沒有人能對此抗辯，因為事實再清楚不過」。[22]但正如黛博拉．科恩（Deborah Cohen）所指出的，[23]儘管越來越多的證據表明ＡＳＲ是顆滴答作響的定時炸彈，但德普伊在未來幾年內卻沒有採取任何措施。

植入物故障意味著什麼？當心臟節律器發生故障（如電子失火、電池故障或電線斷裂）時，結果可能是致命的。如果植入物未經正確消毒或包裝受損，患者可能會死於感染。但在ＡＳＲ髖關節表面置換系統的情況下，植入物的故障意味著患者暴露在金屬刮傷的顆粒中，這些顆粒是因為零件設計有問題或在植入過程中產生的。這些微小分子會刺激植入的金屬零件周圍的膜發炎，產生腫脹、囊腫，最終導致髖關節周圍的肌肉、肌腱、韌帶和骨骼受到破壞。那些相信外科醫師能消除關節髖關節疼痛的患者，有時會感到比開刀之前更嚴重的疼痛。髖關節植入失敗需要更複雜的髖關節手術，外科醫師得取出有問題的植入物，然後（希望）能在剩餘的骨骼中找到夠堅硬的骨質重新植入修正零件。每個在關節上接受過不止一次手術的患者，關節周圍肌肉的動態功能都會有所退化，包括萎縮、疤痕凹陷、行動不便和比較差的疼痛緩解效果。最終，植入失敗的後果非常嚴重，比較像是在你最喜歡的餐廳裡食物中毒到差點死去，而不只是像在無聊的小酒館裡吃到無味的飯菜那樣。

梅爾（Barry Meier）是《紐約時報》的醫療保健與商業記者，在過去十年中撰寫了五十多篇關於ＡＳＲ髖關節表面置換系統的問題以及其他醫療災難的論文。他的第一篇關於人工關節登記處的論文於二〇〇八年發表，[24]並於二〇〇九年於美國眾議院報告了一項創建全國性髖關節和膝關節登記系統的法案。[25]二〇一〇年，邁爾的〈金屬對金屬髖關節植入物的擔憂〉（“Concerns over metal on metal hip implants”）[26]敲響即將發生災難的警鐘，而德普伊在此時仍為

ＡＳＲ辯護。邁爾引用拉許大學和梅約診所領導的外科醫師，在他們金屬對金屬髖關節患者身上看到的災難性故障的擔憂。到二〇一〇年時，美國超過三分之一的髖關節置換都是金屬對金屬的，數以萬計的人工髖關節即將失敗的前景著實令人震驚。

紐澳兩國於二〇〇九年撤銷了對ＡＳＲ的批准，他們的人工關節登記系統都發現再置換手術的需求無法想像地高。梅爾在二〇一〇年的論文中沒有具體提到市場的負面聲浪，但指出了金屬對金屬髖關節令人擔憂的故障趨勢。他引用了德普伊的辯護：「與其他材料一樣，金屬對金屬磨損的碎片，可能會在一小部分的情況下，掉進髖關節植入物周邊區域，引起軟組織反應。」[27] 德普伊在二〇一〇年辯護的問題在於，歐洲與澳大拉西亞* 的人工關節登記系統有客觀的統計數據支援他們的結論，而一旦法庭審判開始，德普伊的工程師、商業領袖和設計外科醫師間的電子郵件對話將被揭發，他們明知產品不夠完美、又不思圖改良而持續銷售的罪行，將受到譴責。

ＡＳＲ的超高再置換率對外科醫師麥克明（即伯明罕人工髖關節的設計者）來說，完全是可預測的。二〇〇五年，麥克明在赫爾辛基拍攝了一段影片批評ＡＳＲ並發布在自己的網站上，[28] 而且也在ＡＳＲ慶祝美國市場上市的同年就精準預測了ＡＳＲ會很快出現問題。麥克明在影片中哀歎：「改變設計很具吸引力，但歷史已記錄了幾個重大失誤，」並以手術的精度將德普伊的許多失誤拆解，包括：髖臼零件（髖臼杯）過薄且容易變形、髖臼杯太小而導致過多力量直接集中在邊緣（他預測這將導致早期失敗）、過度吻合的設計（誤差幅度太小），以及已證明會增加磨損的金屬熱處理工序。麥克明承認他在進行設計各部分時可能過於衝動，導致將所有的創新整合起來時，幾乎可以預知ＡＳＲ植入系統注定失敗的命運，如果外科醫師植入的位置不夠完美時，又會更加嚴重。麥克明最後只得以福音派的熱情懇求：「雖然這項產品亟須進行大幅度的重新設計……但僅此一次支持這個贏家，以複製伯明罕人工髖關節的成功。」

二〇〇九年，英格蘭和威爾斯國家關節登記系統發表了一份ＡＳＲ重置率過高的報告：三年內為七．五%。二〇一〇年四月，藥物及保健產品管理局（ＭＨＲＡ，即英國的食藥局）發布了醫療器材警報，指出「少數植入金屬對金屬髖關節的患者，會對其磨損碎片產生漸進性的軟組織反應」。現在的態勢已很明顯，外科醫師開始向德普伊表達他們的擔憂。在一個著名案例中，來自英格蘭東北部城市提斯的外科醫師納爾戈爾先生（Mr. Antoni Nargol），警告其他外科醫師不要和他犯一樣的錯誤。納爾戈爾作證說，德普伊「告訴我沒有其他問題」。[29]

直到問題開始出現。

大量數據顯示早期植入物的故障率很高。或許更重要的是，在骨科閉門會議上，負面的科學展示越發增加，導致ＡＳＲ髖關節銷售量銳減。德普伊「於二〇〇九年決定，由於需求下降，將停止ＡＳＲ系統」。[30]但直到二〇一〇年八月二十六日，德普伊才召回ＡＳＲ，**整整一年後**，**內部決定該計畫破產**。此舉影響極大，因為成千上萬的患者已接受有問題的植入物。該決定在經濟層面上的影響也很龐大，為了召回這項設備，該公司自願舉白旗承認該設備有問題並且危險。美國食藥局將Ｉ類分類為「產品很有可能會導致嚴重健康問題或死亡」。Ｉ類召回自動停

＊ 譯注：澳大拉西亞（Australasia）在文化上普遍指稱澳洲與紐西蘭兩國。

止製造的設備，應該（真正地）將全球庫存的設備全數召回公司。以悲觀的角度看，這承認了公司一直在提供危險的植入物，而且是為了隨後的法律戰爭做出的第一個戰略行動。在二〇一〇年召回前幾個月，德普伊一直處於守勢，但是時候止血並做好應對訴訟風暴的準備了。

二〇〇三至二〇一〇年間，近十萬名患者植入了ＡＳＲ髖關節。雖然許多人感到滿意，並從手術中獲得終生的好處，但有數以萬計的患者可能需要移除並重置他們的植入物。德普伊的總和解費用可能超過四十億美元，這將取決於多區訴訟（ＭＤＬ）聽證會的指標案件結果。ＭＤＬ與集體訴訟不同；在集體訴訟中，代表性的原告團體提出申訴，聲稱他們受到類似的傷害。集體訴訟的案例則包括跑者從Vibram獲得涉及產品廣告不實的八百萬索賠*，或者投資者起訴公司捏造營收。集體訴訟案件很少進入審判階段，消費者也經常遭到駁回，原告律師則會被遊說放棄訴訟而獲得巨額賠償。

ＭＤＬ審判則由一個聯邦小組組織將少數案件移交給聯邦地區法院。負責ＭＤＬ法院的聯邦法官確定了將在全國範圍內審理的指標案件後，會任命原告和被告律師在各委員會任職。專門處理ＭＤＬ產品責任案件（如涉及植入物或藥物製造商）或證券欺詐案件的原告律師，非常垂涎ＭＤＬ委員會的職位。一旦進入這樣的委員會，律師就會自豪地到處炫耀自己有這樣的經歷，希望吸引更多的原告。就整體而言，指標案件將確定提供給原告的和解金額。受傷患者若符合和解的條件，就可以選擇從製造商那裡獲得指定的賠款；但若患者認為他們的案件特別引人注目，有時也可以選擇單獨起訴製造商。雖然一些早期的指標案件可能獲得數百萬美金的賠款，但在多數ＭＤＬ中患者往往只會得到數十萬美金的補償。真正的意外之財都去到原告律師那裡，尤其是那些有幸進入MDL委員會的成員，他們會因「讓患者得到應得的錢」而聞名。

俄亥俄州北區的卡茨（David Katz）法官，被選為涉及ASR髖關節的MDL之主審法官。卡茨法官於二〇一〇年選擇了指標案件，第一場案件原定於二〇一三年在舊金山開庭審理，但在審判前不久，德普伊就以未披露的金額結案。在首例真正進入審判的ASR案件中，洛杉磯陪審團判了八百三十萬美元（補償醫療費用和他所受的苦）給蒙大拿州的一名男子。德普伊在洛杉磯敗訴後不久於芝加哥勝訴；但到二〇一三年底，也就是全球召回事件三年後，德普伊在與卡茨法官和法院指定的律師委員會會面後，同意以二十五億美元在美國解決約八千起合格訴訟。德普伊還同意撥出近五億美元，用於為重症患者增加付款，並支付私營保險公司和醫療保險公司所提出的與醫療和額外手術相關的費用。總之，德普伊及其母公司同意撥出四十億美元來解決ASR製造的問題。對於一家該年骨科營業額為九十五億美元的公司來說，這項和解幾乎相當於收入的一半，代價非常高。[31]

聽到四十億美元和解協定的患者肯定得出「久等的補償終於來了」的結論，然而在扣除律師費之後，每位患者其實只能得到約十六萬美元的金額，補償他們受到的痛苦與煎熬。[32]美國有三十二名律師將獲得約三分之一的和解金，即八億美元。其中，首席談判律師和委員會成員

---

* 譯注：Vibram宣稱旗下商品FiveFinger五指鞋能增強肌肉、減少受傷情況。但實際上並沒有足夠的科學證據支持這項說法，因此被告而遭判賠償三百七十五萬美元。

將獲得一．六億美元的獎金。對那些無意中發現自己陷入美國史上最大醫療災難的患者來說，為微不足道的賠償費用感到沮喪是可以理解的。試想一下，忍受了好幾次失敗的髖關節置換手術，卻只獲得一張十六萬美元的支票；而那些代表數百名客戶、人滿為患的律師事務所，卻可以在瞬間獲得超過兩千萬美元的收入，而其中大多數客戶幾乎不需要他們做額外的法律工作。也許受傷患者更明顯的挫折來自於被整個體系背叛的感覺——被那些植入物製造商、美國食藥局、法院、醫院，甚至那些似乎**不夠**小心的外科醫師。

維恩羅特（Matthias Wienroth）和他的共同作者在ＡＳＲ的失敗分析報告中寫道：「**醫療植入物體系**是一個更大的醫療系統之一部分，由監管機構和其他治理機構、商業組織、利益相關的醫師（如外科醫師）和患者之間的不同關係組成。」[33] 在我們這個「科技社會」中，[34] 社會本身就是一間實驗室，實驗空間已擴展到整個市場和消費者。[35] 植入物測試不應只停留在實驗室；恰恰相反，植入物必須持續進行測試和監測。即便在最好的情況下，患者實際上也是大規模、沒有控制組的實驗的一部分。[36] 當社會的監管框架脆弱、遲鈍或根本不存在時，成千上萬的患者就會受到傷害，這一點並不令人意外。

對我這位外科醫師來說，美國居然沒有國家關節登記系統這件事是不合情理的。每個人都可以是自由市場的資本家，同時也承認美國醫療中的每一個利益相關者都必須做得更好。世界上有十一個國家追蹤每個人工膝關節和人工髖關節全置換術的情況，正是這些國家提醒美國的患者和製造商，ＡＳＲ髖關節正發生一些令人憤怒的狀況。美國登記人工關節的趨勢正慢慢建立，直到這整件事情變成強制性的。我可以向讀者保證，監管制度的僵化將繼續存在。

一九九六年《衛生資訊可攜性和問責法》（HIPAA）要求在追蹤結果的同時，也要保護患者隱私，這使得執行變得困難；但現在我們已認真開始行動，以建立全國與國際性的關節登記系統。美國食藥局的國際骨科登記聯合會（ICOR）於二〇一〇年成立，旨在協調十四個國家的登記工作，但諷刺的是，美國身為創始國並沒有登記系統，居然還要去領導這個大集團。

當然，美國關節登記系統不應停止追蹤膝關節和髖關節的置換。對於數百萬接受心臟節律器、心臟瓣膜、耳蝸植入、分流器、導管、刺激器、縫合錨、椎體護架、器官和電子植入物的患者來說，真正的監測系統相當重要。植入物革命會帶來我們無從理解的各種可能狀況，植入物（無論是合金、聚合物還是組織，無論它們是大塊金屬還是可注射的奈米機器人）的接受者，必須相信醫療植入物的登記系統，將會追蹤每個植入物的性能，並對最終的結果追根究柢。

第14章 醫療工業綜合體和醫療器材

在美國南北內戰後的幾十年裡，西部鐵路的擴張將遍布整座大陸的森林、農田、石油生產設施，與港口串聯在一起，使摩根（J. P. Morgan）、范德比爾特（Cornelius Vanderbilt）和古爾德（Jay Gould）等實業家發財致富，並刺激美國內陸城市的發展。雖然一九〇一年以前的石油產量相對較小，但中西部發現大規模的石油層，使得石油工業從輕質潤滑油企業轉變為燃料生產企業。隨著鐵路網和深水航運管道的發展，德州的休斯頓已從西部的小前哨，發展成為一座主要港口。

二十世紀初，休斯頓在建城不到一個世紀後，已然成為重要的交通樞紐，其銀行「靠石油、棉花和木材企業的利潤，擁有具償付能力、能用急需的貸款幫助企業」。[1] 兩對兄弟決定將他們的棉花貿易生意——安德森克萊頓公司（Anderson, Clayton and Company）——從奧克拉荷馬市遷出，希望能在德州東南部這座新興的小鎮上致富。這家公司由蒙羅和弗蘭克・安德森（Monroe and Frank Anderson）與弗蘭克的妹夫威爾・克萊頓（Will Clayton，後來改名為本・克萊頓〔Ben Clayton〕）共同創立；自一九〇四年成立以來，取得了一定的成功。

蒙羅的父親在他五歲時就去世，而他的前半生幾乎都住在田納西州的傑克遜。蒙羅並未受過大學教育，但他在傑克遜擔任銀行出納員的歲月裡，習得一般的銀行知識。經過幾年遠端管理安德森克萊頓公司的財務後，他們決定在一九〇七年搬到休斯頓。雖然該公司直到一九一六年才將總部遷往那裡，蒙羅卻於將近三十年的時間當中，在這座蓬勃發展的港都成為了重要人物。他一生都住在小旅館的房間裡，從未結婚，而且很小心翼翼地存下不少錢。

隨著休斯頓船舶航道於一九一四年建成，休斯頓港成為美國最繁忙的樞紐，棉花貿易的重心也在一戰後轉移到美國。歐洲企業由於市場疲軟、航運危險和缺乏倉儲，被迫將權力讓與休斯頓等棉花貿易中心和安德森克萊頓等公司，這種夥伴關係不僅經受住戰爭的風雨，在咆嘯的二十年代還飛速增長。弗蘭克在一九二四年（五十六歲）死於闌尾炎；這提醒我們，在抗生素出現之前，每個人都很脆弱，這也提升了醫學在蒙羅心中的重要性。

一九三六年，由於蒙羅的健康狀況逐漸不樂觀，他建立了一個醫療基金會，儘管他的私營控股公司價值已達一億美元。雖然住在旅館的蒙羅從不抽菸或喝酒，還極度地節儉，此時也開始與腎臟和心臟疾病奮鬥。[2]他於一九三八年中風後，搬進萊斯大學校園南方附近小鎮的一棟房子，在那裡度過餘生，直到一九三九年於六十六歲時去世。他努力建立了世界上最大的棉花貿易公司，並用心於儲蓄和投資，而他的兩千萬美元財產將帶來改變。這位特別的人被任命為基金會執行長時就知道，小額捐款對許多慈善機構饒富意義，但很難產生大規模的影響。而他在接下來幾十年裡所取得的成就，簡直令人驚訝。

一般人可能會好奇為什麼沒聽過蒙羅的名字，其實他的全名是：蒙羅・杜納威・安德森

（Monroe Dunaway Anderson），也就是一般所知的基金會名稱：M.D.安德森（M.D. Anderson）。

一九四一年，美國國稅局承認安德森基金會（MDAF）的合法性，德州議會同年也通過一項法案，批准他們建立一家州政府贊助的癌症醫院。安德森基金會的第一個重要捐贈，就是提供五十萬美元建立世界上第一家專門的癌症醫院，並規定該院應建在休斯頓。十多年來，這家醫院一直由住在橡樹園（The Oaks）的貝克家族營運。休斯頓著名律師貝克（James Baker I）和雷根總統的參謀長兼財政部長詹姆斯·貝克三世（James Baker III）的故居便坐落於此。

一九二五年，赫爾曼醫院建在休士頓市中心以南約四英里處偏遠的「大片濕地上」。[3]休斯頓市擁有一百三十四英畝的林地，緊挨著從未開發過的赫爾曼醫院。MDAF於一九四三年提出一項用於興建癌症醫院的五十萬美元提議，此外也包含毗鄰赫爾曼醫院二十英畝的土地，用於建設新建物的一百萬美元（為了貝勒醫學院與牙醫學院從達拉斯遷往休斯頓做準備），以及每年用於貝勒醫學研究的十萬美元。這項提案馬上被接受，在二戰結束後不久就開始建造初始的建築物。到一九四八、四九年，「全國」開始發起一連串的建設，於是醫院、診所大樓和醫學院從城南的林地裡拔地而起。

一九五四年是這塊小土地的草創期，包括貝勒醫學院和安德森癌症醫學中心在內的幾座主要建築開業。雖然只有十五年經歷，但MDAF已分配了一千四百萬美元，透過精明的投資和管理，將資產增加到兩千四百萬美元。最初的一千九百萬美元在管理資產和分配上翻了一倍；在這奇蹟的十年裡，許多人才都為建立醫療綜合大樓而一同努力。

無論一開始的建設多令人印象深刻，它們都已被現今的繼承者所超越。此地現在被稱為德州醫療中心（ＴＭＣ），開始於二十世紀五〇年代的建築熱潮，成為世界上最大的醫療綜合大樓，是地球上最偉大的視覺饗宴，展示了醫學界自植入物革命以來所經歷的變化。由摩天大樓組成的醫院、診所大樓和主要幹道，構建了一座小型都市，使美國大多數市中心相形見絀。幾十年來，醫學發生了如此龐大的變化，這簡直是項奇蹟。如今，ＴＭＣ佔地一・三四五英畝，擁有兩百八十棟建築和五千萬平方英尺的辦公空間。[4]有三所醫學院（貝勒、德州大學休斯頓分校和德州大學醫學分院）以及許多共擁有九千多張病床的醫院，包括赫爾曼紀念醫院、衛理公會醫院、聖盧克醫院、德州兒童醫院（世界上最大的兒童醫院）、德州大學安德森癌症中心（世界上最大的癌症醫院）、德州心臟醫院、衛理公會德巴基心臟醫院、德巴基退伍軍人醫院和施瑞納醫院等等。有超過十萬名員工在此工作，而每年有一千萬名患者求診、七十五萬人次的緊急就診，以及兩萬五千次分娩案例。ＴＭＣ是全球第八大商業區，擁有國內生產毛額（ＧＤＰ）總值兩百五十億美元（領先於許多國家）。

ＴＭＣ所佔據的兩平方英里是科技和後勤組織的壯觀景象，很難相信這一切的初始資金來自一位住在休士頓市中心旅館裡的單身漢（ＭＤＡＦ已向德州醫療中心機構捐贈了超過八千一百萬美元，[5]是其餘捐款總量的兩倍）。從更大的脈絡來看，這些錯綜複雜的建築群有個名稱：**醫療工業綜合體**（*Medical Industrial Complex*）。在休斯頓和其他著名地區，如波士頓、紐約和明尼蘇達州的羅徹斯特，醫學產業化在視覺上的表現都令人歎為觀止。每座美國城市和鄉村皆點綴著診所大樓、實驗室、醫院、康復中心、治療室、手術中心和商務辦公室。

思考醫療工業綜合體治療的患者人數，也會讓人歎為觀止；最明顯的問題是，有多少西方人在他們體內接受了植入物？換言之，與其考慮醫院和醫療綜合大樓的建物，不如思考有多少人的體內裝有醫療行業的產物？

第一：什麼是植入物？在本書中，植入物不是**暫時性的**，就是**永久性**的。幾世紀以來，羊腸線和絲綢縫合線是原始手術的支柱，這兩種縫合線在人體中會迅速消解。在體內放置數週後，由於快速消解加上免疫系統的破壞，很快不會看到線的存在。顯然地，這些類型的縫合線是暫時性的植入物，而這並非本書重點。**永久性植入物**才是本書關注的主題。每個醫學專科都會使用某種植入物，而植入物的目的會一直留在體內，直到死亡。最簡單的持久型植入物的形式是「不可吸收的」縫合線，通常由合成聚合物（如聚酯或聚乙烯）製成。幾乎每個做過淺層皮膚檢體、小囊腫切除或排膿手術的人，都可能有永久縫線留在體內。在二十世紀五〇年代之前，也就是植入物革命的「爆發時期」，人工合成物和不能分解的縫合線仍是無法想像的，但今日卻無處不在。

第二：植入物由什麼製成？植入物由塑膠、金屬、有機、生物和電子材料製成。

有機植入物是移植到患者體內的非活性組織，常見於肌肉骨骼的骨科手術。一個常見的例子是將清潔、處理和消毒過後的人體骨骼，植入患者的骨骼缺陷（如非癒合性骨折）中。另一個例子是一名年輕運動員在膝關節上接受已故捐贈者的小腿肌，以進行前十字韌帶重建。這些移植物不須經過組織分型（確認是否與捐贈者匹配），因為它們沒有生命，也不需要生物功能。最後的例子是**異種移植物**，這是來自另一個物種的植入物，像是豬心臟瓣膜常用於心臟瓣膜疾病的患者，但這也並非是瓣膜修復或機械瓣膜置換時的理想選擇。

生物植入物是指活組織和器官經專門採購和加工後即刻運輸，以便立即植入。腎臟、心臟、肝臟、肺、胰臟和腸道等器官移植，都是經由手術植入具功能的活體器官，通過血管和軟組織重新連接，使器官發揮作用。不分解縫合線和金屬夾用於固定器官的位置，但移植的核心當然是器官。器官不管來自於與受贈者相關或無關的捐贈者、腦死者或生者，都會與受贈者進行「配對」，從而降低器官排斥的風險（更糟的是，移植器官內的免疫細胞可能會在受體體內增長，對宿主組織發動全面戰爭）。

懷孕也是生物植入物的典型例子。雖然是一種暫時性（九個月）的植入物，但現在人類已經可以在實驗室環境中結合生物材料（精子和卵子），並在低於攝氏零度的條件下，將受精卵儲存於大型金屬圓柱體內好幾個月，甚至幾十年，之後將微小的胚胎植入子宮並長成為另一個人。這聽來誇張像是希臘神話的劇情：眾神在冰凍的大鍋中創造出生命。但我們對這早已司空見慣，神奇感也不復存在。體外人工受精（IVF）的神奇程度不亞於殖民火星，儘管現在體外人工受精每年在美國已高達六萬多次，全世界每年則有三十五萬次。近年來，美國已有超過一百萬個活產嬰兒透過體外人工受精誕生，所以幾乎有二%的美國新生兒是試管嬰兒。[6]

試管嬰兒是否是一種為期九個月的暫時植入物，這可能有所爭議，但最近令人驚訝的新發現表示，胚胎細胞會透過「母胎轉移」（fetomaternal transfer）在母親體內留存，並穿過子宮胎盤的屏障，於母親體內形成「微嵌合」*（microchimeric）的現象。[7]這在過去被認為是不可能的事。細胞轉移到母親體內可能會有積極的保護作用，但也可能會對宿主構成威脅。無論是自然受孕還是體外人工受精，胎兒都能「永遠存活」在母親體內，即使它們沒有正確「配對」（這通常會導致細胞排斥）。簡言之，母胎轉移的過程可能是我們最近才開始欣賞的古老生理現象，但體外人工受精的新藝術可能是生物學首次讓完全外來的細胞在女體內居住（如果卵子是另一名女性捐贈的，胎兒和母親之間就會沒有共同基因，這在接受體外人工受精的高齡孕婦中很常見）。可能需要幾十年的時間研究，才能讓我們真正理解這種生物植入物（胚胎）的原理。在此之前，以玻璃移液器、液體生長基質和冷凍儲藏室創造生命的奇蹟，仍是十分奇妙的現象。

塑膠（或聚合物）植入物由有機聚合物製成，通常是石化製品（石油製成）。它們通過化學反應合成產生分子，這些分子的長鏈由重複的模塊組成，就像一串迴紋針。簡單結構單元的組裝鏈可以非常長，有多達數千個單元，鏈條本身可側向連接，形成聚合物團塊。自然界確實有自己的聚合物，如動物的角、毛髮或纖維素，[8]但二戰後的幾年裡，合成塑膠（通過聚合物化過程）的技術開啟了包裝、運輸、製造、服裝和醫藥的革命。

形成蛇狀骨幹的長鏈聚合物一般在化學上是惰性、不具活性且無法進行生物分解的。塑膠難以回收的原因（傳統的石油基塑膠永遠不會真正消失，即使分解成微小的分解顆粒）也解釋了為什麼它們是理想的植入材質：擁有保持穩定和不被生物系統辨識成入侵者的能力。我們的免疫系統根本就沒有演化出辨識聚合物是異物的能力，只要聚合物植入物是無菌且具有結構完整性，就會被人體容忍、容納甚至歡迎。聚合物可以做的如岩石般堅硬，也可以做成柔軟的塑膠。化學工程師可以在不同壓力、熱度和摩擦條件下，配置出幾乎任何形狀和尺寸的植入物，甚至是具

＊ 譯注：指胎兒的細胞經由胎盤，留在母體的血管及骨骼內，長達數十年之久，此現象為「母胎微嵌合」。

有特定功能的特製品。煉金術士花了大量時間試圖把大塊土壤變成黃金和貴金屬：雖然質量守恆定律讓我們知道這很愚蠢，但科學家今日能從石化汙泥中提煉出奇妙的材料，與煉金術士的手法並無二致。

金屬通常用於骨科、心血管和骨科應用。金屬植入物的主要成分是鈷、鉻、矽、鈦、鎳、碳、鉑、金等。礦業公司會在地球各地尋找獨特礦藏，這些金屬在**地盾**＊的礦藏中特別豐富，而世界古代的地殼仍存在於地表，如非洲內陸、澳洲西部和加拿大。該地區的礦場開採礦石，生產出微量的所需礦物，用於加工、清潔、合金製造和最終的植入物製造。

礦物是「固體、自然產生、具晶體結構的無機物質，無論來源如何，都具有均勻的化學成分」。[9]從某種意義上說不可能「製造金屬」，因為礦物是被發現、開採和加工的。例如，全世界鉻鐵礦儲量最大的是南非、印度、哈薩克和土耳其，[10]而所有鈷的礦藏一半以上都在剛果民主共和國。[11]通過冶鍊（使用加熱和化學還原劑提取金屬），純金屬會被分離出來，並以金屬棒的形式儲存。植入物製造商使用這些金屬原料來製造植入物，其材料來自世界各地的供應，等待著被植入人體。全人工髖關節的人可能含有來自非洲、亞洲和北美的金屬，以及來自北美的聚合物。

貝安（Péan）於一八九三年在巴黎使用的肩關節假肢由鉑金和橡膠製成，然而自使用大型金屬合金柄作為人工關節的合理組合以來，半個世紀已經過去了。一九三七年，正當抗生素即將在臨床上發揮作用時，開創性的骨科醫師在動物身上測試了各種合金螺絲，最終發現了類似我們今日所使用的金屬混合物。加工和無菌技術大大改善，使得骨科植入物在疾病治療的軍械庫中獲得了適當位置，但僅限於關節置換和骨折骨板。在植入物革命的初期，唯一合理應用礦物的方式，就是將之化為笨重的金屬物，但隨著電導線插入人體的技術被發明，不到十年情況就有所改變。

今日，全世界數已有百萬計的患者將心臟設備植入體內。這是幾十年前無法想像的，過去的患者苦於心臟病發作或心律失常時，只能消極地等待死亡。幾乎每個讀者都能回憶起某個長輩被心臟病發作或中風擊倒的故事；這種關於心絞痛和中風的情況非常普遍，以致我們忘記了期望（或需要）在心血管發病後完全康復這件事有多麼重要。心臟中最常見的金屬是冠狀動脈支架和心臟節律器所使用的電線。人們常說，全世界每年有超過五十萬場冠狀動脈支架手術[12]（我先說，這可是大大低估），且截至二〇二一年已有超過兩百萬台心臟節律器植入人體內。[13]支架比心臟節律器的應用晚了超過三十年以上，畢竟將電線戳進心肌，比放置一個可擴展的網狀螺紋架到細小的冠狀動脈裡，要來的相對容易。

幾乎每一次醫療介入都涉及某種現代材料和新奇的技術。你不相信？例如，如果你的腿刮到生鏽的釘子，來到急診室求診。護理師會把你的資訊輸入電子病歷資料庫（在過去幾年中才發明和改善的科技），再執行靜脈注射（帶有柔軟的現代聚合物），並開始使用抗生素（在過去半個世紀中開發，由非活性塑膠製成的專門袋子裝著）。接著，透過注射器來施打破傷風疫苗。注射器本身就令人眼花繚亂地複雜，由來自世界各地的石化衍生聚合物製成，經消毒和特別包裝後，運往這

---

* 譯注：地盾（Continental shields）是大陸地殼上相對穩定的區域，通常是大陸板塊的核心。

個「一間一名醫師」的小小「緊急照護方式中心」。抗破傷風藥物本身需高度的精密化作業，由複雜的機械和專業實驗室生產，並有層層的控管和監督。你的傷口經正確清潔後，須執行一場小型手術：用專門的工具打開、擦洗你的皮膚，再以拋棄式藍色紙質鋪單覆蓋受傷區域。這些一包一包的鋪單組可能是在波多黎各組裝而成，再送到美國各地，而靜脈輸液也是如此（這解釋了為什麼瑪麗亞颶風*後美國醫療系統發生的小型災難，更不用說在島上發生的悲劇了）。急診室醫師戴的無菌手套是技術的奇蹟，由無乳膠聚合物組成，在芝加哥的一家尖端工廠進行消毒和包裝。尼龍縫合線由喬治亞州科尼利亞的詹森公司製造，並在搭配在太空時代†才能合成的金屬合金所製成的微小針頭後，用無菌包裝包起來。那些用來將針頭穿過皮膚的工具，也被封裝在一個專門組裝的小「縫合套件」中，該套件也由獨特的塑膠和廉價金屬所組成。即使只是在你的靜脈注射軟管上貼上一個OK繃，它也有自己巧妙的小故事——由創業鉅子強森兄弟所建立的醫療帝國（是的，正是他們創立了J&J這間公司）提供。新孢黴素軟膏被小心塗抹在你的傷口上，而開發、製造、包裝和分銷這款藥膏的歷史完全可以寫上一個章節。一小時後，你就可以安全返家，絲毫不用擔心會像我們的祖父母一樣，覺得自己可能會死於破傷風或某種詭異的感染。雖然不會因為這種小衰事就在你身上放入植入物，但醫療工業綜合體在這種場合也充分地介入了。

一個更大的奇蹟會出現在心臟病發作後復甦的過程中。我們都理所當然地認為，在接到一一九求救電話後，救護車會在我們家門口飛來飛去，並將我們送到醫院的心臟血管造影室。在送往醫院的途中，救護車上的急救人員會用美敦力心電圖機印出心電圖，而這條心電圖提供了心臟病發作類型的重要資訊。一旦進入「心導管室」，心臟內科醫師和他的團隊（也奇蹟式地出現並準備挽救生命）會立刻從你的腹股溝推入非常長的心導管。幾分鐘內，一根細而靈活的電線會像蛇一樣爬進你的主動脈，進入冠狀動脈，在那裡進行氣球撐開術，以擴張你的動脈。

對所有活著的人類來說，嚴重堵塞的冠狀動脈往往是通往墳墓的道路，但自二十世紀八〇年代以來，心臟內科醫師已能站在心導管室的患者旁邊，掌控心導管末端的控制裝置，用充氣的小氣球疏通一條小動脈，然後在彈簧式金屬合金支架的支撐下慢慢將血管打開。這些用於靜脈注射管路的聚合物、無菌鋪單、螢光檢查（動態X光）、專用無菌包裝和麻醉的各種細節，感覺上都十分類似，它們已變得極為平常且可靠，以至於我們甚至忘了它們的重要性。但通常，植入物本身最受關注。雖然現在有數據質疑在那些沒有經歷急性心臟病發作、很少或根本沒有胸痛，但有異常心電圖的患者中，動脈支架的支撐是否必要；但很明顯地，在適當指示的情況下，放置冠狀動脈支架會是一個龐大的全球市場。

科學家獲得了大量材料，包括聚合物、金屬和太空時代的電子材料（更不用說有機和生物植入物的創新），加上先進的製造和包裝工藝，促使他們改變了醫療商業處理急性和慢性疾病的方式。類似於製藥行業，市場分析在植入物製造商中推動了對設備創新的研究和思考。如果這些

* 譯注：瑪莉亞颶風於二〇一七年在波多黎各造成嚴重災情，許多基礎醫材因此停止生產，連帶影響了美國醫療體系運作。

† 譯注：指的是一九五七年後的時代。為了打造太空艙的艙體，而發展出了新的合金技術，該技術後來也應用在醫學上。

數字證明投資是正當的，將成立一個由科學家和醫師顧問組成的工作小組，希望在經過幾千小時的研發後，幾年內能實現具市場潛力和臨床影響力的技術突破。然而，這樣的計畫通常會失敗，這是因為發明一種新設備極其困難，需兼顧以下條件：第一、有效性。第二、安全性。第三、新穎性。第四、能可靠地大量製造。第五、能產生利潤。以及最後一點：不侵犯他人的專利。

如果奇蹟發生，醫療器材的發明將改變我們的生命，並取得財務上的成功。正如本書所言，美國在追蹤設備植入物登記方面落後於時代，但我們必須面對事實，並在這個過程中為患者提供更好的安全和療效，進而推動更大的設備創新和更好的健康結果（無論有無植入設備）。正如倫澤（Jeanne Lenzer）的著作《我們內心的危險》（*The Danger Within Us*）中所強調的，我們對於全世界的植入設備沒有準確的核算，這點無可爭辯。

為了瞭解醫療工業綜合體和植入物革命的全面規模，研究人員**不僅要**將目光轉向宏偉建築（如德州醫療中心）和財務數字，還要關注植入物接受者。令人震驚的是，從沒有人計算過每年植入的設備數量，當然也沒有人估計過美國人或歐洲人體內裝有植入物或植入裝置的比例。直到現在都是如此。

第15章 心臟手術

一八九六年，英國著名外科醫師佩奇（Stephen Paget）聲稱：「心臟手術可能已經達到了自然界對所有手術所設定的極限；沒有新的方法，也沒有新的發現，能夠克服處理心臟傷口的難題。」[1]

第一個植入式心臟裝置的故事是科學和醫學進步的典型過程：早期的結果令人失望，接著才對心甘情願的患者進行勇敢的探索，經過災難性的失敗、新興的研究，以及一小群研究人員幾乎病態般的決心，最終才取得勝利。

從一九五〇年代開始，**電子學**幾十年來只用於心臟醫學。如今，植入式電子設備已在普通外科、泌尿科、耳鼻喉科、神經外科、骨科甚至婦科中廣泛使用。他們植入的故事是改進的手術技術、先進的麻醉劑、抗生素、升級的合金科技和現代電子學的結合，特別是電晶體的發展。

儘管在一九三〇年代，處理腸胃道和肌肉骨骼問題的手術技術正在改善，但還是沒有人敢於對心臟進行手術。腦損傷、猝死和手術失敗的風險非常高，以至於外科手術在這領域根本站不住腳。一九三八年，波士頓兒童醫院的格羅斯（Robert Gross）對連接肺動脈和子宮主動脈的小動脈，進行了動脈導管結紮手術，幫助胎兒的血管繞過功能不佳的肺部——動脈導管原本應該在出生後的幾天內自發關閉，持續開放會使嬰兒逐漸衰弱。

一九四四年，約翰霍普金斯大學的布拉洛克（Alfred Blalock）為患有「法洛氏四重症」的兒童進行了姑息性治療*，「法洛氏四重症」是一種心臟疾病，患者的肺動脈瓣過於收緊而導致右心室塌陷，使得心臟在左右心室間出現空洞，且「主動脈跨坐在左心室與右心室間」同時清空左右心室，而不僅是左心室而已。簡單地說，心臟中的缺陷使得「法洛氏四重症」患者的血液無法充分換氧，進而導致了「藍嬰症」——氧氣無法正確交換，使孩子的皮膚發藍。為了治療，需將心肌壁隔開，那也代表必須進到心臟內部，但世界上沒有一位外科醫師能夠設想出一種在不殺死患者的情況下「打開」心臟的方法。「法洛氏四重症」在當時被視為死刑，但布拉洛克的姑息性治療手術通過連接心臟**外部**的大血管，確實改善了患者的生活。

一九五二年九月二日，世界上第一場「開心手術」在明尼蘇達大學執行。劉易斯（F. John Lewis）對一位五歲女孩實施**全身低溫和暫停血流**的技術：將孩子放入裝滿冰水的水槽中，讓她的體溫降到攝氏二十七度，並在手術打開胸部後，夾緊通向心臟的血管（流入停滯期），再迅速關閉心房之間的洞口。在恢復溫度之後，再等待孩子從手術中甦醒。超過五十名心室間有異常通道的兒童接受了這種療法，但對於體溫回暖時心律可能會無法正常化的擔憂，促使明尼蘇達州的外科醫師思考另一種方法來解鎖心臟。

費城傑斐遜醫學院的吉本醫師（Dr. John Gibbon）對劉易斯的進步感到振奮，他於一九五三年使用一種人工裝置為血液供氧，矯正了一位十八歲少年的心臟缺陷。該人工裝置就是**濾膜**

體外循環機，後來命名為「梅約—吉本人工心肺」（Mayo-Gibbon heart-lung machine）；這種裝置既龐大、複雜又昂貴，但確實在初次應用中取得了成功。這台機器大約是熱狗攤的推車大小，通過一系列塑膠管連接到患者，用狄貝基管式幫浦推動血液進出患者的身體（稍後有更多細節）。患者不僅從世上第一個新式心肺繞道手術中活了下來，還度過了四十七年的餘生，最後於六十五歲去世。[2]不幸的是，吉本的另外三名患者都死在手術室（或不久之後）。實驗室研究花了十九年時間，進行了無數次動物手術和無休止的研究，才得以開發這台機器；但一九五四年，他決定暫停所有心臟手術至少一年，同時試圖改善結果。對吉本醫師來說，這注定是一場慘敗。事實上，他再也沒有做過任何的心臟手術了。[3]

明尼亞波里斯（Minneapolis，美國明尼蘇達州最大的城市）的外科醫師開始著手開發自己的人工心肺（進展甚微），甚至也採用了生物性的療法。在一場一九五四年初舉辦的臨床醫師集體討論會上，一位年輕的外科醫師想到自己懷孕的妻子，便開始反思女人擁有將血流到子宮來供養胎兒的能力，於是「交叉循環」[†]的想法就此誕生。研究小組以狗進行研究，將牠作為一台生物性的體外心血管循環機，藉以維持另一隻狗的生命。經過數十次實驗狗手術，利勒海醫師（Dr. Walton Lillehei）終於在明尼蘇達大學對一名一歲男童進行手術，並以他的父親當作「生物性體

---

* 譯注：該療法無法根本地改善病因，而是用其他方式來改善症狀，使患者的生活品質有所改善。

† 譯注：指的是在同一時間從患者身上移走和給予等量的血液，並透過循環幫浦來控制流量，使心臟的靜脈流入完全被阻斷，藉此進行開心手術。

外循環機」。[4]人們只能想像，有位母親看著自己的丈夫和孩子被推進手術室進行交叉循環手術，內心有多麼煎熬；又或者，父親冒著生命危險拯救幼子，是多麼英勇。當天，「對心臟手術普遍的抗拒，發生了巨大變化」，心臟不再是外科手術的禁地；即使這位年輕患者最終還是於十一天後死於肺炎。利勒海和他的團隊毫不氣餒，在接下來的一年內，又利用交叉循環的技術進行了四十五次手術，年幼患者每次都通過父母（冒著生命危險）來維持生命及治癒，有三分之二的患者在手術中倖存並順利出院。這項手術法得以治療重大的心臟缺陷，包括心房和心室缺陷（心室孔洞），甚至「法洛氏四重症」。而僅僅一年前，這些疾病都是毫無希望的絕症。但經過一年的經驗累積與改良，在一九五五年（布拉洛克起初的藍嬰症手術後十年），利勒海醫師在美國外科協會的會議上發表了他第一位「法洛氏四重症」患者的數據，當時布拉洛克本人就在費城的聽眾席上。

報告中共有十位患者，其中六人的預後相當良好，但有四人在手術後幾個小時內死亡。這種失敗率在今日是無法接受的，但在一九五五年無異於一場勝利。布拉洛克醫師在聽完利勒海的論文發表後評論道：「我原本以為，與保守的老外科醫師討論這篇論文是錯的。但我必須說，我從沒想過自己有一天會看到這種類型的手術。我要讚揚利勒海醫師和瓦爾科醫師（Dr. Varco），以及其同事的想像力、勇氣和行業精神。」[5]在科學界中，於昏暗的會議中心進行的開創性展示，偶爾會讓在場所有同業都感受到這是偉大的時刻。就像航太工程師在火箭發射成功後，相互擁抱、揮動著旗子一般，在費城那間房裡的所有外科醫師，想必也一起擦去喜悅的淚水，重新煥發出樂觀的活力。三十年後，利勒海醫師於一九八五年在胸腔外科醫師協會的會議上，介紹了四十五名利用交叉循環技術進行手術的患者的長期結果。值得注意的是，二十七名心室隔膜缺陷患者中有十七人還活著，有鑑於他們不可能在沒有手術的情況下存活下來，這實在是個驚人的成果。庫利醫師（Dr. Denton Cooley）是偉大的外科醫師先驅，他在講臺上發言說：「利勒海醫師為胸腔外科醫師界史上最大的野餐活動，帶來了唯一的開罐器。」[6] 雖然交叉循環心肺支持技術只被學界短暫應用了一段時期，但它讓醫師取得進行開心手術的能力。到了一九五〇年代末期，世界各地的外科醫師都受到這件原先認為不可能的事情所啟發……也許沒有什麼是不可能的。

利勒海和他的團隊證明了嚴重的心臟缺陷是可以治療的，重新點燃人們對改良人工機械心肺的追求。在梅約診所改裝的吉本人工心肺被認為成本太高，不適合實際使用，於是利勒海醫師求助他年輕的實驗室助理團隊開發更好的機器。其中的首席工程師德沃爾（Richard DeWall），是一位剛畢業的醫學院學生，嚮往投入醫學研究和實驗室生活。從一塊什麼都沒有的石板開始，德沃爾組裝了「魯布．戈德堡式」* 的扭曲軟管、幫浦、針頭和氧氣罐，成為「醫學界的馬蓋先†」[7]。德沃爾使用聚乙烯軟管，而非易碎的玻璃管，因為它有比玻璃更便宜、血液反應更小的雙重優點。這些聚乙烯管取自附近工廠原本用於抽蛋黃醬的工具，所以預算實

* 譯注：魯布．戈德堡（Rube Goldberg）是一位美國漫畫家，創作了一系列由簡單機械觸發連鎖反應的漫畫，它們都是用用迂迴的方式完成極為簡單的工作。這些過於複雜的機械就稱為「魯布．戈德堡機械」。

† 譯注：是電視劇《百戰天龍》（*MacGyver*）中的主角，他善於運用豐富的物理化學知識來組合手邊的資源，藉以解決各種困難。

際上也成了一個優勢，激發了聚合物革命的開放性。

德沃爾的氣泡式充氧器價格低廉、可重複使用，而且更重要的是……有效用。利勒海在一九五四年的試驗場上使用交叉循環技術時，已經表示開心手術是可能的，但直到一九五五年，氣泡式體外循環機才成為在開創性手術中維持生命的主要方法。今日，在西方世界的每家大醫院裡，體外循環機已成為外科醫師為心臟動手術時所使用的維生工具。至於繞道機發展的全部歷史，已超出本書範圍，但與任何設備的開發並沒有不同——它發生在各大洲，由自籌資金、動手設計的人開始，經過多次失敗後得以實現。有過一小段時期，只有明尼蘇達大學和九十英里外的梅約診所才能進行心臟手術。儘管手術本身很成功，但仍有一個關鍵問題，即術後房室傳導完全阻斷。

幾個世紀以來，比起心臟，科學家更著迷於人體的生物電[*]概念。來自節律點[†]的電脈衝，又被稱為天然的「心臟節律器」，與驅動心室收縮的房室結[‡]相交。你的大腦不會指示心臟進行收縮——心臟有自己的節拍器，一個內置的電動計時器，它會有節奏地掃過心肌。把手放在胸前，你感覺到的輕微搏動就是心搏，意味著血液被輸送到全身。將手滑到脖子上，便可在氣管周圍感受到脈搏，有節奏的跳動是心臟瓣膜的回聲，它會規律地「啵」的一聲關閉，以回應心臟同步的肌肉收縮。當房室傳導完全阻斷時，心臟的電訊號傳導會發生問題，患者會有嚴重的心跳過緩（低心率）、低血壓和極度受損的心臟功能。本質上來說，患者的心肌幫浦是不協調且功能失調的，除非電訊號傳導正常，否則無法維持生命。明尼蘇達州外科團隊一直在研究心搏相關的急症，並用一項實驗室中很簡單的電力設備——「葛斯類比電刺激器」（Grass

Stimulator）進行測試，希望能挽救兒童的生命。

在一九五七年一月的明尼亞波里斯，一名兒童在接受心臟手術修復心室隔膜缺陷後，**房室傳導完全阻斷**。明尼蘇達大學的一位生理學家建議心臟小組，使用了他們實驗室開發的葛斯類比電刺激器，該機器會產生小電壓電荷來刺激孩子心臟的收縮。直到今日，在生理學實驗室和課堂上，我們仍然會使用刺激器將微小的電脈衝通過電線送入測試物件。為了讓青蛙的腿跳起來，就要將細小的電線插入腿部肌肉，然後連接到葛斯類比電刺激器上，並調整電壓和時間使肌肉收縮。在對狗進行初步測試後，利勒海的團隊希望刺激器能對患有房室傳導完全阻斷的兒童起作用。

一九五七年，當一個開心手術中的孩子房室傳導完全阻斷時，利勒海醫師和他的團隊在患者的心肌中插入一根絕緣線，將其連接到刺激器，並意識到他成功控制了心臟的跳動。通過轉動表盤，利勒海能夠增加心臟的跳動，這也是會讓哈維（William Harvey）垂涎的發明。雖然這代表著真正的成就，但一想到利用電流就能使生命復甦，還是令人難以置信。葛斯類比電刺激器大約是微波爐的大小，需要使用到交流插座和延長線。事實上，他們需要**長達一百英尺的延長線**從手術室延伸到恢復室，來進行設備接通和患者維生。想像一下，心臟團隊小心翼翼地從

---

* 譯注：指的是人體內部所發生的電流活動，而神經細胞就是以電訊號的方式來傳導神經脈衝。
† 譯注：又稱為竇房結，是產生正常心跳的起始位置。
‡ 譯注：是電訊號由心房傳至心室的必經路徑。

開心手術室將穿著術後手術衣的小孩推出來，麻醉師繼續監測無意識患者的呼吸（仍然插管），而外科醫師沿著走廊拉起橙色延長線，確保心臟以正確的速率跳動。

交流電源心臟刺激器是那些遭受房室傳導完全阻斷患者的生命線，但一九五七年十月三十一日發生了一場災難，當時明尼亞波里斯全市停電導致病房斷電，使得一名年輕患者死亡。失去這名患者一定重擊了利勒海，他為需要倚靠插座才能運作的機器感到沮喪，於是請了當地的電氣工程師和電子顧問，研究如何將刺激器小型化以及製造電池供電裝置。利勒海發現大多數房室傳導完全阻斷的患者，在幾週內就會恢復自己的竇性心律*，因此希望透過創新的發明，將患者與牆上的插座分離，並成為恢復正常心臟功能的橋梁。當利勒海遇見了年輕的工程師巴肯（Earl Bakken）時，一個醫學史上的偉大時刻來臨了。

巴肯和他的姐夫赫蒙茲利（Palmer Hermundslie）於一九四九年創立了一家公司，負責維護和修理明尼亞波里斯地區的電子設備，但他們第一個月只賺取了八美元（為離心機維修）。[8]然而，從事新興電子和電晶體行業的巴肯不久後發現，城中醫院所有的設備都出現了修理的需求。巴肯是明尼亞波里斯人，一九四一年高中畢業後應徵入伍，成為一名雷達教官和維修技術員。他一生對家用電子產品的興趣，促使他進到外地的一個軍事崗位，甚至在九十多歲時仍說自己發現「在視覺、聽覺、感覺，甚至舊收音機、機器和電氣設備的氣味中，瀰漫著一種深沉且幾乎無法表達的喜悅。當一個人能完全瞭解機器，不為利益而熱愛它們，就能欣賞到它們所帶來的美好」。[9]這種情緒讓人想起賈伯斯和每一位新創企業家，也證明了幾乎所有創新者都是「車庫人」（garage guys），他們不放過腦中的任何一個想法，並用自己的雙手解決問題。

巴肯於戰爭結束後回到明尼蘇達州，就讀於明尼蘇達大學，並獲得電機工程的學士和碩士學位。因為從小就被認為是喜歡收藏各種工具和模型的神童，所以每個認識巴肯的人都對他的職涯選擇不感到訝異。還是小男孩時，巴肯看了《科學怪人》的電影，就被能賦予生命的電力所吸引。他後來回憶道：「我簡直被這樣的事實給迷住：電力的正確應用，除了照亮房間或敲響門鈴之外，還能做很多事。我意識到電決定了生命。當電持續供應時，我們就活著；若不供應，我們就會死亡。」[10]

巴肯在大學修課的期間，經常穿過街道走到大學醫院，與那些工作越來越倚賴電子設備的科學家和技術人員建立關係。這促使巴肯的公司於一九四九年成立，但多年的低薪合同和粗糙的業務能力，使公司的發展不太穩定。突破性的機會在一九五七年（停電後）出現，當利勒海醫師責成巴肯開發解決方案時，他立即製造了一個由電池供電、有節奏電動起搏的裝置。

回憶起一年前《大眾電子》（*Popular Electronics*）期刊的一期，巴肯從一篇解釋如何製造電子電晶體節拍器的論文中得到了啟發。作為喜歡電子裝置的終生粉絲，巴肯的任務就是找到一條他能建造出來的電路。在一九五六年四月的期刊論文中，他用兩個電晶體繪製了簡化的電路圖，巧妙地將娛樂設備（對自己來說）變成救生設備（對他人來說）。

電路是一種電子網格，由電線、電阻器、電容器和電晶體所組成。電路中的電晶體徹底改變了電子、通信和醫學領域。電晶體的發明是「電子時代最重要的人造物」。[11] 早期電子產

---

* 譯注：指正常情況下的心律。

品裡的真空管是一種過度消耗能量的發明，會產生過多的熱量。巴肯需要的是一項可以放大電子訊號而體積更小、更節能的電子設備。當時的貝爾實驗室是美國電話電報公司（American Telephone & Telegraph Company）的工業研究部門由於貝爾（Alexander Graham Bell）的電話專利即將到期，所以貝爾實驗室花費許多精力來轉以發展改進的跨洲通信技術，遂成為世界上最重要的科學發展組織。貝爾實驗室的研究人員獲得了許多諾貝爾獎，並開發了無數的革命性技術，包括鐳射、太陽能電池、通信衛星和電晶體。[12]

究竟是誰創造了電晶體？這本身是有爭議的，不過最終獲得諾貝爾獎的三人為蕭克利（William Shockley）、布拉坦（Walter Brattain）和巴丁（John Bardeen），雖然他們誰也沒有從該發明中受益。蕭克利在加州帕洛阿爾托創立了蕭克利半導體公司，該公司雇用了費爾柴爾德半導體（Fairchild Semiconductor）和英特爾公司的最終創始人。矽谷源於發明電報和無線電科技的公司，而一九五〇年代成立的半導體和電腦公司進一步推動了矽谷的發展。電晶體和積體電路能夠小型化、降低能耗和增強計算能力，所有這些條件都為太空競賽提供了動力，使個人電腦成為可能，並為醫學現代化和植入物革命奠定了堅實的基礎。

巴肯設計了一個雙電晶體電路，並將其封閉在由粗鋁製成，面積只有四英寸的正方形、厚度為一英寸半的盒子裡，大約是一小疊杯墊或一副卡片的大小。不像葛斯類比電刺激器擁有多項控制功能，該裝置只有切換開關、控制脈衝頻率與電流的可變式電阻*。裝置頂部是將電線連接到患者的暴露終端，裡面裝著一顆強大的九．四伏汞電池。從裝置延伸出的電線被設計成能夠穿過皮膚並進入心臟，不使用時，只需簡單地從患者床邊撤回即可。

為期四週的實驗促使了一項裝置的發明。該裝置起初在大學動物實驗室中使用，但研究人員在狗身上試用一天後便有了期待的設想，認為改良後可以作為植入人體的裝置。在巴肯的自傳中，他回憶起第二天回到醫院執行另一項計畫的場景：「我碰巧走過一間恢復室，發現利勒海的一名患者。當我掃過門時，以為自己一定眼花了，所以又仔細看了一眼。那位小女孩穿戴著我前一天才送來的原型！我驚呆了。我很快找到了利勒海詢問他發生了什麼事。他以典型的冷靜、拘謹、不開玩笑的方式解釋說，實驗室告訴他心臟節律器起作用了，因此他不想再浪費每一分鐘。他說，不能因為沒有用上最好的科技，就讓任何一個孩子死去。」[13]

當我知道有一位美國外科醫師於一九五七年，在沒有美國食藥局任何設備許可下就植入裝置時，我大吃一驚。二十世紀五〇年代是設備開發的「蠻荒西部」[†]，沒有法律，亦沒有警長。雖然利勒海和巴肯植入「馬蓋先」（見第95頁譯注）植入物可能會有生命危險，但當時並不違法；現今，你則會因此而坐牢。但在一九五七年，醫療器材的開發與英勇和樂觀有關，而且慫恿傷者控告人身傷害的律師們在當時還未出現。

世界上第一個電池供電的可穿戴心臟節律器，來自新的電晶體和聚合物科技的匯合、電池和新的塗層材料之演變，以及巴肯的先備知識。巴肯那間苦苦掙扎的小型醫療電子服務公司叫什麼名字？美敦力（Medtronic）。它已成長為全球最大的醫療器材公司，年收入接近三百億美

---

* 譯注：可變式電阻的電阻可以依照需要調整，以改變輸出電流或電壓。

† 譯注：蠻荒西部（the Wild West）為美國在十七世紀初至二十世紀初的拓荒時期，仍未完全開化的西部地區。

元，員工超過八萬人，市值約一千億美元。[14]每年有近五十萬個心臟節律器被植入，而這實際上是一個保證：你，親愛的讀者，一定認識有人在皮膚下植入一台微小的心臟節律器，就躺在他的胸肌後方。它們是如此高效，以致這對一般人來說不太像是革命，然而它確實就像奇蹟。

巴肯現年（二〇一八年）九十四歲，住在夏威夷科納海岸的一座大房子裡，是電子植入式醫療器材行業的偉大先驅。巴肯邀請我到他在夏威夷大島上的豪宅。對於懂得如何以電力維持生命的人來說，他藉由擁有世上最大的私人太陽能發電場，達到了完全的「電力自理」的這件事，也就不足為奇了。巴肯先生的住家可以俯瞰基霍洛灣，他除了自行發電，也利用海水淡化機製作自己的家用水。他贊成「高接觸和高科技」，並擔心人類正在失去神祕感，變得過於癡迷於新奇的科技。

雖然巴肯已經多年不接受採訪，但他一瞭解了我的計畫目的後，便接受我這位外科醫師的採訪（巴肯在八個月後，即二〇一八年十月去世）。與植入物革命的巨人會面是令人眼睛一亮的榮譽。導航穿過一系列配有電子鎖（我手持密碼）的管制門，並沿著被火山岩包圍的柏油路行駛之後，我停在他辦公室外的棕櫚樹下。屋內，巴肯坐在他的摩托車上，被書架包圍著。到處都有獎項和獎章，但科學怪人的玩具被高高放在架子上，讓我不禁莞爾。

巴肯講述了過去的日子，一路上商業失敗的威脅，他的遺憾和成功，但最令我印象最深的，是他對「充實生活」的信仰。美敦力的使命宣言真的在他的心中跳動著，我們的談話也充滿了他終生堅持減輕疼痛、恢復健康、延長生命的使命感。

美敦力向來有一項傳統——對受益於他們的設備的患者要求，以有意義的方式將這樣的生命態度「傳遞下去」。巴肯在採訪結束時向我重複了這種懇求：「勇敢活著！堅持下去！」

就某種意義上來說，這也是本書的目的，它說明了那些使現代生活風險降低、人類生存更加愉快的先驅者的貢獻。我們都受益於醫學和手術的進步（儘管不完美甚至危險），而對那些生活已經相當豐富和長壽的人來說，的確有一種想要「讓愛傳下去」的衝動。

當然，心臟節律器的故事只是心臟手術故事的一小部分。在體外循環機之前，不太可能考慮任何心臟缺陷或心臟瓣膜手術。如前所述，正是明尼蘇達州外科醫師的創舉才打開了心臟之門，使得關閉心臟缺陷和修復瓣膜在一九五〇年代變得可預測且有效。

進入瓣膜手術的第一個突破是快速手術，其中梅約的外科醫師——柯克林（John Kirklin）和艾理斯（Henry Ellis）在跳動的心臟側面做了小切口，在無法全面看清楚心臟的情況下，以固定在手指末端的特製手術刀操作手術，並反覆有力地刺進罹病或過度收縮的主動脈瓣。[15]當時手術的早期死亡率為二〇%，而這在某種程度上被認為是可接受的。

利勒海醫師（在明尼亞波里斯附近）在使用人工心肺時，對有問題的主動脈瓣和三尖瓣進行手術，並取得了更大的成功。利勒海沒有在跳動的、充滿血液的心臟上進行手術，反而是利用了能夠觀察心臟內腔的優勢，試圖部分修復緊縮和患病的瓣膜，或是修復鬆弛而無能的瓣膜。

第一次人工瓣膜手術發生在一九六〇年，由於不需要審查設備，美國心臟外科醫師的發明「令人眼花繚亂」。[16]第一個人工瓣膜是裝於不鏽鋼籠中被矽覆蓋的壓克力球；球被設計成在被切除的瓣膜部位來回擺動。雖然仍舊有發生血栓、心律不整和猝死的風險，但許多生命因此得到挽救，數百名患者的生活品質也顯著提高。「開心手術在不到十幾年的時間裡，從一九五五年的實驗性手術演變為標準治療技術」。[17]在二戰前，任何進入胸腔的手術都是不可想像的，但到了一九六一年，美國已有三百零三家醫院完全具備了心臟手術和血管造影設備。[18]心臟照護方式也從治療危及生命的心臟異常兒童，過渡到心臟瓣膜疾病的手術管理。完全沒有解決的部分，是冠狀動脈疾病和心臟病發作的處理——這是一個更緊迫的問題——但要開始一場關鍵的革命，需要一個偶然的錯誤。

一九五八年十月三十日，克里夫蘭診所的心臟專科醫師索恩斯（Mason Sones）對一名患有瓣膜疾病的二十六歲男性進行心臟手術時，一併進行了心臟導管手術。當時，手術插入了一條細而靈活的導管進入肱動脈（手臂），然後將導管一路推到主動脈根部，也就是主動脈瓣上方（今日進行導管手術，會藉著大型天花板上安裝的平板螢幕監視器進行，但從一九五〇年代到九〇年代，導管要先被拍到三十五毫米的電影膠片上，再用投影機觀看）。當索恩斯醫師將導管尖端穿過主動脈瓣時，他偷偷地以自動加壓的注射器將五〇毫升的顯影劑注入了腔室。[19]

幾乎所有的顯影劑都沒有進入主動脈，而是充滿在右冠狀動脈當中，導致右冠狀動脈看起來「極度混濁」，以及心跳暫時減慢。「索恩斯擔心用如此大量的顯影劑填充冠狀動脈，會導致心室心律不整而危及生命，但這種擔憂很快就消失了，因為該技術帶來的好處實在太多，以至於醫師們樂觀地忽視了顯影劑的缺點」。[20]索恩斯憑藉自己的經驗，很快就與一家公司合作生產訂製的錐形導管，用來打通冠狀動脈。一夜之間，這讓醫師們有了對冠狀動脈進行造影的能力。更重要的是，醫師們從此能判斷阻塞的程度和位置。過去，醫師在確定胸痛的原因或定位血管阻塞的相關區域（即驗屍時間）上一直無能為力，這下死神想把人帶走，不得不等等了：

醫師們現在可以在跳動的心臟上，即時揭開心絞痛和心臟病發作的神祕面紗。

索恩斯在克里夫蘭診所的外科同事，偶然發現冠狀動脈的可視化是可能且不致命的，便意識到「在某些冠狀動脈疾患者身上，可以做到最好的可能手術處置」。[21] 事實上，他們做到了。時任心胸腔外科主任的埃夫勒（Donald Effler）很好地利用了新的診斷工具，於一九六二年一月進行了世上第一場冠狀動脈手術。這將是克里夫蘭診所的獨門領域。直至今日，每年在那裡進行的冠狀動脈繞道手術，遠比世上任何地方都多。冠狀動脈繞道手術（CABG）在克里夫蘭診所首創，用從腿部採集的靜脈繞過阻塞區域的技術，是由在該診所任職的阿根廷外科醫師法瓦洛羅（René Favaloro）執行的。它是人類最偉大的手術，現今仍然在全球每家主要醫院進行改良。

克里夫蘭診所在多個領域居於世界領先地位，在多個專業（包括大多數外科領域）中名列前茅。這並非偶然——診所的執行長傳統上都是一名外科醫師，包括撰寫本書時期的執行長米哈列維奇（Tomislav Mihaljevic），本身就是一位心胸腔外科醫師。克里夫蘭的運作方式與大多數醫院完全不同，但世界上一些最偉大的機構，如美國紐約特種手術醫院，也由外科醫師領導，這絕非偶然。

冠狀動脈繞道手術發明後十年，世界上第一個血管成形術於一九七七年在瑞士蘇黎世由格倫登希（Andreas Gruentzig）建立。血管成形術的發展以及後來的冠狀動脈支架，在醫學和手術中遵循了一條典型路徑。科技改進始於粗製濫造的事物，然後向侵入性較小和更複雜的科技演進，最終成就幾年前似乎不可能發明的療法。第一次針對冠狀動脈的影像是在一九五八年成功拍攝的，血管成形術不到二十年後就被開發出來，用一個小小的充氣氣球打開堵塞的動脈，隨後在一九八六年又出現了創新的心臟支架。[22]

紐約公共圖書館存有一顆小球體（直徑五英寸），是現存最早的地球儀。它由銅製成，如果你轉到亞洲的那一面，可以看到有一句銘文：「*Hic sunt dracones*」，即拉丁文的「這裡是龍的領地」。[23]它可能是唯一把這條敘述真正寫下的地球儀（或地圖），現已成為「禁止入侵」的流行語。人體的最後一個主要領域終於受到挑戰，並在一九六〇年代被掌握，電影和電視節目在一個世紀前開始將外科醫師描繪成英雄，這絕非偶然。人體將不再有「龍的領地」。

如今，我們根本無法理解一九五五年參議院多數黨領袖詹森和艾森豪總統所接受的那種極度被動的照護品質。兩人在幾個月內心臟病先後發作，除了診斷性心電圖外，沒有什麼能加速他們的恢復。在血管造影術、心臟支架和冠狀動脈繞道手術之前的時代，美國總統只能穿上拖鞋、坐在輪椅上四處走動，並祈禱自己的心臟病能在六週的休息計畫後痊癒。[24]這在現今來說似乎很可笑。心臟病發作後進行的血管造影或開心手術、修復或更換心臟瓣膜，以及血管瘤的修復，都代表著要用認真的態度去面臨手術的挑戰，但接受此類手術已經不再需要無畏的勇氣。

諷刺的是，心臟是最後一個屈服於外科手術刀的器官，儘管它是哈維通過生理學量化的第一個器官。休斯頓著名的心臟外科醫師庫利（Denton Cooley）說：「這是身體中唯一能真正見證其功能的器官」。[25]我十幾歲時在父親獸醫醫院的病理解剖室裡見過一匹死馬的心臟，它令人感到困惑，不但沒有生命跡象，還臭氣熏天。但是當我在大學裡第一次看到開心手術時，我啞口無言，因為在我面前的這個驚人的器官不斷搏動、扭動，而且五顏六色，負責補充和滋養整個人體的養分。

沒有任何圖表或繪畫可以捕捉到心臟的動態功能，只有當身體的核心被控制，外科醫師才可以聲稱這個職業已從過去低階的位置，提升到值得備受尊重的（甚至相當光榮的）地位。覺得我太誇張了？你可以去醫院的候診室看看，等待一位心臟外科醫師與一小群受驚家屬會面（也許他們的母親前一天心臟病發作），並在幾小時後見證家屬對征服心臟和維持生命的壯舉感到敬佩與感激。在這時刻，植入物革命感覺真的就像奇蹟一樣。

第16章 外科專科化

「在我看來，美國的前景從未如此充滿希望……外科醫師來到了屬於自己的時代，而且他們也知道這點！美國的聖科斯馬斯和聖達米安*──梅約兄弟（The Mayo Brothers）的診所今日在醫學上的地位，就如同在外科手術中一樣重要。真是聰明！他們看到世界的鐘擺正在擺動。」

──奧斯勒（William Osler），一九一九[1]

身為一名四年級的醫學生，我知道自己在丹佛總醫院的骨科幾乎沒有實際作用。我能提供的只有熱情，但更重要的是，我必須表明自己願意做任何事情，才能成為一名整

* 譯注：聖科斯馬斯和聖達米安（St. Cosmas and St. Damien）是兩位有傑出貢獻的阿拉伯醫生，被認為是一對雙胞胎兄弟，也是早期的基督教殉道者。

形外科醫師。這是我的「外部輪調期」，即在另一所醫學院進行為期一個月的輪調，這是試用期的延伸。由於丹佛處在相當理想的位置，所以科羅拉多大學及其姊妹醫院（丹佛總醫院）的輪換期總是充滿了狂熱的醫學生；他們必須假裝自己是出色的團隊成員，又同時要在競爭中脫穎而出。

我在丹佛的前幾週都待在大學醫院，每天都需要付出許多努力，絕對不是簡單地撐個一夜就好。現在我待在丹佛總醫院，簡稱為DG（Denver General），而我的勇氣將受到考驗。我渴望表現，也願意在未來比其他同學更努力工作。我知道自己的機會很大——在一九九五年時，全國各地有成千上百的醫學生想要成為骨科住院醫師，而他們絕大多數都將大失所望。當我的第一個夜間值班即將來臨，如搭上雲霄飛車般的焦慮隨即向我襲來，但又彷彿身處在科羅拉多州的「刀槍俱樂部」*一樣，覺得一切都很刺激又備感好奇。

我跟著總醫師喬走到急診室，那裡有位年長女性剛因髖關節受傷而入院。當我們走到十三號病床時，喬——這位堅毅的華裔美人，拉開了昏暗的米色窗簾，鉤子沿著頭上的軌道發出尖銳的聲響。躺在急診躺床上的是一名約莫八十多歲的消瘦女子，沒有牙齒，也不清楚自己身處何處。她的左腿怪異地扭曲著，喬看著我，問：「你的診斷是什麼？」

「她的腿脫臼了嗎？」

「你是問我還是告訴我？」喬詢問。

「她的髖關節脫臼了。」我總結道。

「錯了！」喬扯開嗓子罵。

媽的。「她的髖關節骨折了嗎？我的意思是，她的髖關節斷了。」

「這就對了。」我的老闆肯定地說。「讓我們做X光檢查，看看它有多糟。」

當我們等待X光技師時，急診醫師輕快地走下狹窄的走廊，向耳邊的每個人宣布：一名槍傷患者在幾分鐘後將搭救護車抵達。雖然我知道自己應該感到羞愧，但我其實有點期待這種時刻。我當然不希望靠任何人的受傷來滿足我病態的好奇心，但如果他們得被槍殺或被刺傷，我希望那發生在今晚，就在我待命的時候。

喬和我走到創傷中心，這是一間大房間，一面牆上的架子有各種物品，另一面牆上有一排水槽和雜亂的檯面。一切都很亂，垃圾箱裡裝滿了之前創傷患者留下來的東西。清潔人員正匆匆忙忙地為即將到來的患者準備救護站，醫學生和住院醫師則在期待中晃來晃去，這個小空間擠滿了人。

我和喬一起走到救護車入口處等待我們的GSW（gunshot wound，也就是槍傷），同時盡量嘗試不要那麼緊張。在這溫暖的十月夜晚，面對班諾克街，我瞥了一眼穿著淺藍色塑膠圍裙的急診室護理師和技術人員，發現每個人都很輕鬆，甚至有點俏皮。我想自己是唯一焦慮的人。我從來沒有見過槍擊患者，雖然我相信自己不會在急救過程中扮演任

* 譯注：刀槍俱樂部（Knife and Gun Club）指的是醫院急診室，典故出自Eugene Richards於一九九五年所出版的《刀槍俱樂部：急診室的故事》（*The Knife and Gun Club: Scenes from an Emergency Room*）（暫譯）。

何角色，但完全缺乏專業知識這點加強了我的憂慮。在我身後的急診室專責護理師，走近一般外科和骨科的住院醫師，通知我們第二輛救護車剛剛也透過無線電傳來訊息，馬上要帶著刺傷的患者抵達。這讓每個人情緒都高漲了起來。

兩輛救護車同步抵達，各自從北方和南方前來。燈光閃爍，警笛鳴響，當我努力瞥向患者時，第一輛救護車的門被我們的團隊成員打開。護理人員將輪床滑出車外，並展開其結構，使之與地面接觸。患者是一位還有意識的年輕拉丁裔男性，我很訝異他看起來相當平靜，整個醫療團隊也因此放鬆許多。他的眼睛飛快地掃過周圍大多數的團隊成員，但仍然保持沉默，隨後直接被推進急診室。一條靜脈注射管路立刻打在他的右臂上，一公升的透明液體沿著塑膠管流進他的靜脈。他的白色T恤上濺了少量的血，作為腹部中彈的人，他流的血比我想像中少很多。

下一輛救護車只晚了幾秒鐘，當車門打開時，一幕截然不同的場景就上演了。一名年長的非裔美人正坐在輪床上，一條白毯子雜亂無章地纏在他的手上。他的鞋子、卡其色褲子、短袖格子襯衫和的臉上都沾滿著鮮血。他極度疼痛、臉色蒼白，在擔架上扭曲著身體；當他被推入急診室時，苦苦哀求著我們盡快處理他的疼痛。

「快去找出那傢伙到底怎麼了，」喬命令我。

我跟著救護人員即時進到急診檢查室，聽取他們的報告。「亨利．瓊斯，六十八歲男性，被一位搭便車的人搭訕，在亨利答應送他一程後，他抄了路邊的刀捅了亨利一刀。那個混蛋傢伙試圖刺傷亨利的肚子，但患者用手擋住了刀，結果幾乎砍斷了兩側拇指。

目前看來沒有其他傷口。一袋林格氏液已經掛上，生命徵象穩定，近期沒有打過破傷風疫苗，沒有其他醫療問題。」

資深護理師史蒂芬妮發現目前尚未有空的住院醫師或其他主治醫師，便立刻接手。「亨利，我們會照顧你的。沒有藥物過敏，對不對？」他咬緊牙關，幾乎屏住呼吸。他真的非常痛苦。

「我對任何東西都沒有過敏。什麼都好，請給我一些止痛藥！」

史蒂芬妮隨即離開，前去藥房取些芬太尼（一種強效的類鴉片止痛劑）。因為所有的創傷小組成員都在創傷室裡，突然只剩下我、患者和一位年輕的護理師在一起。我抓起一副手套自我介紹。

「亨利，我是大衛．史耐德，骨科手術團隊的醫學生。我需要看看你的手，可以嗎？」

我開始解開亨利手上的臨時敷料，輕輕地展開沾滿鮮血的毯子。當我把最後一層解開右手時，亨利痛苦地顫抖。提起白色的棉毯，我看到拇指幾乎要和手分離了，只剩下一點小部分的皮膚連著，而傷口上是深紅色、鋸齒狀的肌肉，以及切碎的肌腱和搏動的血管。

亨利把頭向後用力地撞在床上，尖聲大喊著：「哦，我的天啊！」我默不吭聲，但有相同的感受。我抓起一些4×4紗布，徒勞無功地將拇指放回原位，試著讓那根指頭待在（雖然不穩）原本該在的位置，並思考著我的下一步。我用一塊「陸軍戰鬥用敷料」紗布加強了臨時的包紮，並用布膠層層固定。我喜歡看起來整潔和有條理的東西，導致這看起來像一個八年級生做的科學計畫，我知道這樣做一定看起來就像是菜鳥。

在向喬報告之前，我還必須檢查左手。亨利閉上了雙眼，我想芬太尼正滲進他的大腦，終於減緩這位可憐人的痛苦。於是我重複整個過程，小心翼翼地剝開這一層又一層的毯子；當我看到左手時不禁臉色發白，原本還以為拇指仍然連在他的手上，沒料到發現另一個搖搖欲墜的拇指是真的在噴血。一切都變得極為混亂，儘管強大的藥物正在亨利的體內醞釀著，他還是因我的魯莽而被送拉這地獄般的現實。

我將左手包紮回去，回到創傷區向喬回報狀況。

在我們分開後的十分鐘內，又有一個重大創傷的患者抵達，這位年輕患者被一名駕駛大型休旅車的毒販撞倒了。我看了一眼房間，這是我見過最瘋狂的場景——血噴得到處都是。年輕人昏迷不醒，麻醉醫師急忙地放置呼吸管，而創傷小組正用超大隻的創傷剪刀，剪開他的藍色牛仔褲（每位醫學生和外科住院醫師都盡職盡責地帶著這些超耐用的橙色手柄剪刀，這些剪刀可以剪斷一分錢硬幣，或切開任何一件衣服）。創傷區的工作之一就是移除衣物。當護理師試圖脫下他的Timberland靴子時，我已經可以猜到腿部早成了一團碎骨。可怕的是，他的腿旋轉了三百六十度，而當牛仔褲被剪開時，腿部明顯已經被完全截斷，只剩下連接到髖關節、粗得像繩子一樣的神經。哦，我的天啊，我不敢再回憶起那畫面。

喬混亂地按住大腿，以阻止血的湧出。我想自己正在目睹著這位美麗又年輕的非裔美人死去。他看起來毫無生命跡象，雖然這十幾位救生人員在完美的分工合作中奮力搶救，但我實在不覺得他們能阻止他的死去。

當喬等待技師綁住止血帶的時候，他瞥了一眼我，平靜地問：「怎麼了嗎？」由於我還處在震驚中，不太確定他在問什麼。他是在問這個掙扎著要活下去的年輕人嗎？

「大衛！他的刀傷是怎麼處理的……他的手受傷了嗎？」

「是的，他的兩個大拇指幾乎完全被切斷了。我用無菌敷料重新包紮了他的雙手。」喬把止血帶紮在被那條廢掉的腿上以阻止血流。他回頭看我，說：「你看，我們這裡就快搞定了。我要你去麻醉那傢伙的手，再帶去急診室清洗一下，我們晚點試著縫縫看。」

這就是一般地方醫院的日常（即使是今日）。對於數量有限的工作人員來說，要做的事情實在太多，而且所有醫院都由醫學生和住院醫師提供支援，患者往往會受到不合格醫師的照護。現實就是如此。

我回到亨利的檢查室並告訴他，我們的團隊計畫今晚重新連接他的拇指，但由於現在出現兩位嚴重創傷的患者，我們現在不能去手術室。我現在的工作是清洗傷口，希望能防止傷口被不乾淨的刀感染。問題是（雖然我沒有告訴他）我根本不知道如何做局部阻斷麻醉。

當豪斯泰德（William Halsted）率先使用海洛因作為局部麻醉劑時，他很快就瞭解到，瞄準偏離預定目標的特定神經可能導致整個肢體麻木。麻醉技術這門要求極複雜的知識，還需要對神經的立體解剖概念，而我還沒有那樣全面的知識。我希望自己只要打到手上就會起作用。

護理師從藥房裡取了一點利多卡因（用作局部麻醉藥），並分裝成兩支大注射器。取出臨時敷料後，我開始在刀傷周圍插入針頭，這使得他的出血加速以及疼痛暫時恢復。我不停地在兩根大拇指上反覆注射，並決定等待幾分鐘，好讓藥物生效。

我拿了一個形似烤盤的大金屬盤，以接住沖洗傷口的水，護理師告訴我，骨科住院醫師通常會用電池供電的脈動沖水機清洗創傷。我同意，雖然我從來沒有用過它。然而這是個嚴重的錯誤。

我一回到檢查室，就開始評估亨利的手有多麻木。藥好像起了作用，所以我決定開始清洗拇指傷口。我使用脈動沖水機直接沖洗他右手上的傷口，結果亨利開始痛苦地尖叫。由於他的麻醉程度顯然不夠深，無法忍受沖水，於是我決定注射更多藥物。但如果我將麻醉打入神經中，恐怕會損害他手臂上的神經。所以我決定打到傷口上，並向亨利道歉藥物並沒有如我想像中那樣發揮作用。

我知道自己的任務只是暫時確定亨利的情況，但我所做的卻讓一切變得更糟。我又等待了幾分鐘，和亨利一樣沮喪。我告訴他，我需要再試一次洗他的傷口，於是他把手放在金屬盤上。這次我沒有使用脈動噴水機，而是用一顆簡單的沖洗球，輕輕地洗去他創傷上的髒污。第一次噴水時，他又哭喊了起來，並痛苦地顫抖，水從搖晃的金屬盤中灑了出來。儘管我們一再努力，技術也有所改變，但他依然十分疼痛。

為了不讓亨利繼續受這種酷刑的折磨，我不再使用沖洗球。我不知所措，也不知道該如何是好。我看了一眼這位年長的紳士，他是一個儘管處於困境、眼神卻依然善良的人。我搖搖頭，我相信他知道我感覺非常無能。

我們四目相對著，亨利安靜地說：「上帝啊，上帝，幫幫這位醫師吧。」他這美麗的舉動讓我相當震撼。他說那是自己唯一知道的聖經段落，隨後又說道：「耶穌也哭了。」我仍處於震驚當中。

我的總醫師在我正處於崩潰的邊緣時，突然奇蹟般地出現在門口。「怎麼樣，大衛？」

「不太好，喬。我無法麻醉他的手。」

「你在哪裡注射？你做局部阻斷了嗎？」喬問，感覺到我一個頭兩個大。

「局部阻斷？嗯，沒有欸。」

喬意識到我們從來沒有討論過怎麼做局部麻醉，並決定幫我挽回面子，所以要求護理師拿出麻醉效果更強的藥物。「我告訴你怎麼做，」喬肯定地說，我開始感到一陣安慰。

這就是通過一系列艱苦的反覆試驗、失敗和勝利、壓倒性的不安全感和偶爾的認可來教授醫學的方式。很多時候，當一名醫學生或住院醫師失敗時，若缺少知識的長進就會以為自己陷入噩運，更重要的是，也會失去他們的患者。在完整的培訓環境中，錯誤在傷害發生之前就會被提前發現，例如在現在這種情況下，我的總醫師在關鍵時刻介入並挽救局勢。亨利的神經將會被好好地阻斷以清洗傷口，並準備他今晚重新連接手指的手術。

倫敦理髮師和外科醫師公司（Company of Barbers and Surgeons of London）於一五四〇年依據國會法案成立。這項法案定調了各自的角色，只有理髮師可以剪頭髮和剃鬍子，而外科醫師才能從事各項原始的醫療行為——放膿、固定骨頭和縫合傷口。這是一段不容易的聯姻關係，尤其手術專業化程度在之後的兩個世紀大幅提升。一七四五年，理髮師和外科醫師分道揚鑣，外科醫師保有對被處決罪犯的大體進行解剖和侵入性處置的權利。最終，英國皇家外科醫學會於一八〇〇年依皇家法令而成立，這在很大程度上要歸功於第一位科學外科醫師——杭特（John Hunter）的創舉。

幾個世紀以來，內科醫師在英國社會中的地位仍然比外科醫師高得多。他們是社會菁英階級的成員，而外科醫師是手工藝的實踐者，藥理學家則是商人。內科醫師沒有委屈地用雙手工作，而只是「觀察、推測和開處方」。[2]在十八世紀，皇家醫師學院的成員都是牛津和劍橋大學的畢業生，他們迎合貴族患者，模仿上層階級的風格和舉止，並「通過培養與眾不同的行為和時尚的著裝，來吸引人們的注意力」。[3]英國組織嚴密的社會階層並不適用於殖民時期的美國；在美國，醫師、外科醫師和藥理學家彼此共存，而他們通常都有在簡陋的醫學院學習過（如果有的話）。

工業革命擴大了中產階級的人口，同時也提升了支付醫療費用的能力，使貴族階級的患者，再也無法霸佔數量稀少的醫師。但直到無菌手術的發明和德國科學思維的採用，醫院過去「死亡之所」的形象才被破除。醫院在二十世紀初大量建立；從一八七二到一九一〇年，美國醫院的數量從一百七十八家增加到四千多家。[4]自從林肯總統（Abraham Lincoln）與麥金利總統

（William McKinley）[*]分別於一八六五年和一九〇一年去世後，美國人便開始對醫師的專業有所質疑，但醫學很快就從無能為力的困境爬起，擁有了施展奇蹟的能力。

心臟病學家兼醫學史學家布魯斯菲（Bruce Fye）觀察到：「在十九世紀的最後十幾年，新科技的湧入改變了美國。一些最令人印象深刻的發明涉及通信（電話、打字機和留聲機）和交通（擴大鐵路網工程、渦輪動力輪船、自行車和汽車），這些科技都大大改變了人類社會的樣貌。至於電力，也是另一項突破性的科技，它賦予機器動能並點亮黑暗的地方，也被吹捧為治療的工具。」[5]此外，現代建築科技利用新奇的貝塞麥鋼[†]和富勒（George Fuller）的內部承重鋼結構（與歷史上使用外部承重結構相反），搭配上電梯的發明（一八八三年），促使建築物越蓋越高。[6]第一座摩天大樓建於一八八五年，這種大為發揚的新建築風格沒多久就對醫學的轉型產生影響。

一八八三年八月二十一日，一場災難性的龍捲風席捲了明尼蘇達州的羅徹斯特小鎮。這場F5等級的龍捲風（風速超過每小時兩百六十英里[7]）造成三十七人死亡、兩百多人受傷。羅徹斯特鎮是個典型的中西部農業社區，六年前才剛成為大約二十四位方濟各會修女的家園，她們來到羅徹斯特建立新教會，並在明尼蘇達州南部的開墾地教書。這場風災摧毀了該鎮，並突出了當地完全缺乏緊急醫療照護的事實。該鎮有幸由一位來自英國蘭開夏郡的移民擔任一般醫師，他一生中擁有十多個職稱，包括報社社員、河運船長、農夫、裁縫、政治家和人口普查員，

---

* 譯注：林肯與麥金利總統皆遭到刺殺，急救無效後宣布死亡。
† 譯注：由英國發明家貝塞麥所發明，貝塞麥鋼能高效生產，也節約能源，因此生產成本低。

但隨著羅徹斯特的成長，他作為社區醫師的角色也成為他的主要身分。梅約（William Worrall Mayo，一八一九～一九一一，後文稱為老梅約）作為鎮上的官員，他對羅徹斯特（和整個世界）貢獻良多，但最重要的就是撫養自己的兩個兒子威廉・梅約（William James Mayo，後文稱為威爾）和查理斯・梅約（Charles Horace Mayo，後文稱為查理）。

老梅約醫師和他的妻子路易絲在他三十二歲的時候結婚，但是四十二歲時才生出威爾（查理於四年後出生）。儘管老梅約年事已高，但卻精力充沛，甚至還在兒子們從醫學院畢業後，和他們一同執業了十年。

老梅約醫師於一八五四年畢業於密蘇里大學醫學院，他畢業後唯一的選項就是立即執業，因為當時住院實習的制度還未被發明。「他最終於一八六四年搬到羅徹斯特，當時該鎮只有三千位居民」。[8]在羅徹斯特努力定居下來之後，這位雄心勃勃的「小醫師」（他的身高才一百六十幾公分）於一八六九年前往紐約市和費城觀察外科醫師的工作。李斯特的無菌手術技術在那時才剛橫空出世，所以當老梅約醫師回到羅徹斯特時，對於手術的想法已經改變了。他最後一次的紐約之行是在一八四六年，麻醉技術在那時也才剛被發明，所以這是他第二次見證一場科學革命的發生。

對於一個搬家無數次、從事過無數工作的人來說，老梅約的流浪欲終於在一八七四年被平息，並在羅徹斯特以外科醫師的身分度過餘生。老梅約醫師在一八七三年成為明尼蘇達州醫學會會長時，他的手術技能已經替他贏得了地區聲譽。他就在自己的小辦公室和患者的家中提供醫療服務，因為這裡根本就沒有醫院，也沒有建設醫院的需求。老梅約醫師可能是鎮上為數不多、親眼看過醫院的人。

威爾（一八六一～一九三九）在美國內戰的首場重大戰役後幾週，於明尼蘇達州的勒蘇爾出生，而查理（一八六五～一九三九）則在**最後一場**重大戰役後幾週，於羅徹斯特出生。即便威爾和查理還只是孩子，兄弟倆就會陪同父親乘坐馬車四處看診，甚至協助手術。威爾於一八八三年畢業於密西根大學，並回到羅徹斯特的家中，與父親一起在位於羅徹斯特「市中心」的辦公室裡執業；查理當時還在芝加哥醫學院就讀，預料也會加入家族企業。

一八八三年八月二十一日，在可怕的風災摧毀羅徹斯特的那日，三位梅約家族的成員都在城裡。數十人死亡、數百人受傷，缺乏任何醫療設施迫使傷患必須在當地學校、小旅館和舞廳被分流照護。沒過多久，方濟各修女會的領袖阿爾弗雷德修女（Mother Alfred Moes）與老梅約醫師聯絡，表示願意協助建造一所醫院。天主教修女開始與各地的官員合作；而阿爾弗雷德修女在面對悲劇時受到啟發，決定在這塊平原上建造一家小型醫院。

後來，老梅約醫師回憶道：「我告訴她，建立醫院是一項艱鉅的任務，需要大量的資金。而且即使投入了大量時間和金錢，我們也無法保證它能成功建立。『你說的對，』她相當堅持：『只要你願意答應我們好好管理這座醫院，我們就會立刻把這座醫院蓋起來。有了我們的信念、希望和活力，它就會成功。』我問修女們願意投入多少錢，她回答說：『你需要多少錢？』我說：『你願意冒四萬美元的風險嗎？』『好！』她回答：『如果你要更多的話也可以。你可以開始制定你的計畫。這座醫院會蓋起來的。』」[9]

修女們花了五年時間，才籌集到足夠的資金來購買土地並開始建設，在這段期間當中，老梅約醫師和威爾醫師（當時他已相當有名）前去參觀了東岸的醫院，並在那裡會見了建築師。雖然龍捲風帶來嚴重的災害，但成立醫院的時機仍然相當偶然。三十年前，幾乎沒有任何人住在這個地區，但在一八八〇年代中期，有一小群堅定且有遠見的人認為，在此地建立地區醫院是值得實踐的，甚至建造一座具有現代特色的醫院大樓，也是有可能的。用最現代的科技來充實醫院——實際上仍是梅約診所至今的信念——讓梅約兄弟超越了該地區的同行，甚至最終超越了全世界。

在毀滅性的風災發生六年後，聖瑪麗醫院於一八八九年開業。梅約家族的三位外科醫師甚至在此一同執業了幾年，這著實令人驚嘆。

梅約家族另一項歷久不衰的特色，就是喜歡拜訪其他外科醫師。歐洲人過去一直有「壯遊」的傳統（尤其是英國人），整個歐洲大陸在十九世紀已經建立了完整的旅遊路線，且隨著旅行越來越安全可靠，美國人也開始進行歐洲之旅。麥庫洛（David McCullough）的著作《偉大旅程：巴黎的美國人》（*The Greater Journey: Americans in Paris*）詳細介紹了一八三〇至一九〇〇年間，美國畫家、作家、雕刻家和醫師到巴黎朝聖的歷程。雖然法國人從法國大革命到十九世紀末都一直主導著醫學界，但世界的領導地位卻逐漸往東方的維也納和柏林轉移，這些地方成了有抱負的外科醫師聖地。不過這時，梅約兄弟才剛開始跟隨父親乘坐火車前往紐約、費城、波士頓和巴爾的摩，最後才會前往歐洲。

聖瑪麗醫院在一八八九年只三層樓、四十五張病床和一間手術室，且在開業後的前十年，唯一的外科醫師就是梅約兄弟。五年後又增加了一間手術室，一八九四年則有了第二間手術室和總共七十五張床位。在初始的聖瑪麗醫院開業的同年，約翰霍普金斯醫院也開門營業。一八五九年，威爾前往巴爾的摩觀看豪斯泰德和凱利（Howard Kelly）的手術過程，並在日記中記錄了他對霍普金斯外科醫師的印象：「橡膠鞋、手術衣、碘仿、硼酸和次碳酸鉍、蒸汽消毒、儀器托盤的圓桌、橡膠手套、床墊縫合釘、皮下針。」[10]

威爾將成為梅約診所接下來近半個世紀成功的驅動力量。他不滿足於只成立一家普通的小鎮醫院，於是招聘了一批相關人員，將羅徹斯特推到世界醫學的前端。威爾和查理並不走保守路線，不願意停留在只有他們兩個人組成的外科團隊，所以雇用了更多的醫檢人員，用最新的實驗室科技對患者進行篩查和測試。兄弟倆在一八九五年的手術數量相當驚人；羅徹斯特五年前連一家醫院都沒有，但在該年已經執行七百六十二場手術，其中包括九十五次腹內手術。[11]

在此世紀之交，美國只有不到二%的醫師被認定為外科醫師，[12] 梅約兄弟並不為此辯解，反而欣然接受了自己身為手術匠的身分。一九〇五年，十幾名醫師也加入了行列，都聚集在這對外科醫師兄弟身邊。梅約診所歷史上聘用最了不起的醫師是一位二十九歲的醫師，而且剛好也是明尼蘇達州人。

梅約兄弟在一九〇一年招募了普盧默（Henry Plummer），他是一位在明尼蘇達州拉辛附近與老梅約共事過的年輕人。普盧默於一八九八年從西北大學獲得醫學學位，並在芝加哥的醫學教授比林斯（Frank Billings）手下接受培訓。比林斯是一位具開創性的內科醫師，曾憑藉先進的實驗室和診斷設備從競爭中脫穎而出。此外，比林斯也曾預測，內科和外科醫師們日益成熟的技術與知識，將推動醫學專業蓬勃發展。並非巧合的是，正是普盧默激勵了梅約診所未來幾十年的專業化發展。

和約翰霍普金斯大學的韋爾奇（William Welch）一樣，普盧默在梅約也大力支持細菌學和實驗室醫學的研究。半個世紀前，醫學還是一門相當原始的藝術，現在正值世紀之交，一小群羅徹斯特的醫師和外科醫師已擁有客製化的辦公空間、檢查室、臨床實驗室和X光機。[13]聽起來難以置信的是，梅約兄弟於一九〇三年執行了兩千六百四十場手術，當中包括一千三百零二次腹內手術，而死亡的人數（六十九人）非常少。八四％的患者接受了腹部手術，這在過去依舊被認為是一種危險的手術類型。[14]美國有許多醫師聚集在數千座小城鎮中，為了服務社區和普羅大眾競爭或攜手合作。但羅徹斯特的團隊憑什麼在人群中脫穎而出，並如此迅速地取得驚人的成功？

在這座需要靠長途火車才能抵達的小鎮上，建立如此富有盛譽的診所相當困難，但絕非毫無理由。梅約診所的卓越主要基於父親老梅約的雄心壯志之上。其成功的祕訣就是：願意旅行和接受專家指教、擁抱科技、在醫學會中參與選舉，並取得職務、期待與他人合作，以及組建一個實際的組織。老梅約醫師的兒子們延續了這項傳統，在接下來的十年裡繼續經營這間醫院，將他們的外科技術提升至世界上最先進的地位。

一九〇六年，威爾當選為AMA會長。這位四十五歲的外科醫師在就任時的演講中談到：「未來將要求學校為希望從事該行業的人，提供進階的訓練。」不過梅約診所直到一九七二年才成立自己的醫學院，顯然威爾醫師的主張並不是建立一所醫學院；相反地，他呼應了豪斯泰德這樣的外科先驅所預見的，未來在新的專科上得多花上幾年的時間進行訓練。

在新世紀的前十年，梅約診所繼續專注在外科領域。不僅只有梅約兄弟一心一意地希望以外科醫師的身分獲得認可，梅約診所和聖瑪麗醫院的事業也是如此。對於任何到訪過羅徹斯特的人來說，即使是今日也很難相信它是世界上最重要的醫療綜合體。難道東岸有任何一座港口城市，或甚至芝加哥，比起羅徹斯特，更容易成為領先時代的外科聖地嗎？

在某些方面，其實更容易相信這件事情並沒有發生在任何一座主要大城市中；在那些地方，競爭過度激烈到沒有任何一組外科醫師能擁有一批可靠、穩定的患者來源，好磨練成為一般外科領域的專家，更不用說成為一名專科醫師了。只有在羅徹斯特，梅約診所紀律嚴明的團隊達成了「集體勝利」。[15] 一九一〇年在芝加哥拉許醫學院的畢業典禮上，威爾提倡多專科臨床照護，他說：「如今醫學的知識已如此龐大……只靠一個人就試圖獲得些什麼，肯定是徒勞無功的……好好合作才能取得最大層面的知識。促使醫療人員相互合作是最重要的事。患者的最大利益是唯一考量，為了讓患者能夠得到知識進步的好處，必須聯合起來……所以有必要將醫學發展視為一種相互合作的科學：臨床醫師、專科醫師和實驗室工作人員，全都為了患者的利益而團結在一起，各自幫忙解決手上的難題，每個人都依靠彼此提供支援。」[16]

普盧默一直擔任醫檢部主任和醫院的系統改制者長達數十年，且不曾間斷於創新。他和他的同事發明了統一的病歷格式，演變成今日我們共同的醫院圖表。在這種聰明的主意被發明之前，患者的資訊都被手寫在日誌中，因此無法檢索患者資訊並追蹤結果。現在，每個患者在梅約診所都有一組獨立的患者號碼供他們終身使用——我得驕傲地說，我自己也有一組號碼和專屬的紙本病歷。隨後每一次的住院紀錄都會寫進這份紙本病歷中，大大增強了醫療照護的連續性。

普盧默在羅徹斯特這個世界級的醫療中心也發揮了關鍵作用。他進行了開創性的研究，並成為世界上最好的診斷人員。普盧默的執業生涯跨越了醫療科技大大改進的幾十年，而他在早期採用了X光和心電圖的機器，也幫助推動梅約診所成為醫療實踐的先鋒。

梅約兄弟都於一九三九年去世，當時的梅約診所已成為世上最傑出的醫療聖地。無論是美國總統、企業執行長、政要、富人和窮人，甚至外科醫師都將目光鎖定在羅徹斯特。梅約診所已經成為世界上最大、經營最久的多專科臨床醫院，影響並改變許多專科原本的樣貌。歷史學家史蒂文斯（Rosemary Stevens）指出：「專科醫學是二十世紀醫學組織的基本結構。」[17]在一戰結束後，大多數的醫師都已是專科醫師，在科技大幅增長和業界導入住院醫師訓練制度，並在弗萊克斯納報告（見第十二章譯注）後，改善了整個醫學院的結構。

事實上，梅約兄弟從未完成過外科住院醫師訓練，卻為外科的臨床醫療、醫院的組織結構，以及醫師的教育帶來了驚人的改變。更不用說，這是為什麼當時的患者們值得前往明尼蘇達州羅徹斯特這座小鎮，接受專科照護的原因。

無論是梅約兄弟還是巴爾的摩的豪斯泰德，或者是倫敦、柏林和維也納的外科醫師，都在二十世紀之交徹底改變了手術的面貌。隨著一般醫師開始接受專科化的趨勢，之後的醫師需要投入更多時間去學習各專科的知識，才能接收到由日益成熟的同業所開發的科技與技術。專注在單一身體系統（或器官）的能力，將各專科醫學的複雜程度拉高到半世紀前無法想像的程度。

美國紐約特種手術醫院也許是世界上最著名的骨科專科醫院，但他們並不是美國第一家骨科醫院。美國第一家的骨科專科醫院是波士頓的「骨科病房」（現已解散）；成立於一八六三年的美國紐約特種手術醫院，則是現存最古老的骨科專科醫院。[18]美國紐約特種手術醫院一開始稱為「紐約殘疾醫院」（R&C），這問新成立的醫院專門為紐約市街頭的畸型和殘廢者提供服務。在那個大規模的流行病還是一大謎團而結核病還相當猖獗的年代，成人和兒童都因為感染傳染病而罹患殘疾、深受創傷。當時的人一旦喪失行動能力，一生也就跟著被毀了。

儘管R&C早在美國內戰期間成立，但直到一八八九年，也就是聖瑪麗醫院在羅徹斯特開業（當時只有一間手術室）和約翰霍普金斯醫院開業的那一年，該院才剛擁有自己的手術室。奈特（James Knight，一八一〇～一八八七）是該院創始人，但他並非外科醫師，而是專精於「外科力學」領域的醫師。奈特醫師從未動過手術，而是使用護具、繃帶和背架來治療脊柱側彎、疝氣、靜脈曲張，甚至痔瘡。[19]他的整個執業生涯都對手術保持懷疑態度，即便當時R&C已經從紐約第二大道搬到萊星頓街與四十二街交口的西北角（現今是君悅酒店所在地）專門為醫院建造的建築物裡。不過，奈特的保守主義也是有充分根據的，他的執業生涯跨越了麻醉劑、細菌理論和無菌手術剛被發明的時代，甚至在一段時期中還沒有人能想像出抗生素的存在。

吉布尼（Virgil Gibney，一八四七～一九二七）來自肯塔基州的農場，就讀於路易士維爾大學醫學院，後來在紐約貝爾維尤醫院醫學院學習，之後於一八八七年成為R&C的第二位領導者。儘管在青少年時期失去了無名指和右手的小手指，吉布尼還是執著地堅持想成為一名外科醫師的夢想，並在貝爾維尤醫院受到美國第一位骨科教授賽爾（Lewis Sayre，一八二〇～一九〇〇）的指導。賽爾與奈特不同，他在處理肌肉骨骼問題時樂觀地接受了外科手術的用處，並在一八五四年開創了結核性髖關節感染的手術切除術。

吉布尼醫師在R&C擔任了將近四十年的外科醫師（一八八七～一九二五），並在一八八七年監督了美國第一個骨科住院醫師制度的創立，以及一八八九年在R&C建造了第一間外科手術室。在十九世紀最後動盪的十年裡，骨科的臨床照護方式在吉布尼的領導下，於R&C發生了顛覆性的變化。外科手術逐漸成為舞臺的中心，而這種變化的驅動力是一八八九年來到的惠特曼醫師（Royal Whitman）。

惠特曼（一八五七～一九四六）如吉布尼一樣，成為了明星般的外科醫師。他過去的學生回憶說，他「總是在嘗試新的手術流程……不是他自己發明的，就是別人建議的。他對骨科疾病和畸型的發病機制有著近乎貪婪的好奇心，而且他特別具有想像力，這讓他不斷尋求控制肌肉骨骼缺陷或手術矯正的新方法」。[20]惠特曼在一九〇一年出版了一本偉大的教科書——《專論骨科手術》（*A Treatise on Orthopaedic Surgery*），他在接下來的二十年裡對該書進行了九次修訂。

在吉布尼和惠特曼在R&C相當活躍的幾十年裡，另一家新的醫院（大到甚至可容納一座全新的中央車站）被興建了，迫使他們在一九一二年向東移動了幾個街區。此時的曼哈頓已有好幾家醫學院、宗教醫院和大學醫院，以及許多外科培訓計畫。不過，當時骨科的臨床工作仍只與石膏和護具息息相關，或是僅需進行切除和引流的外科技術就好。當時世界上還沒有人能可靠地植入**任何**金屬，塑膠當然也尚未被發明。

美國紐約特種手術醫院直到一九五五年才遷往東河沿岸，現今則位於第七十街與第七十一街的位置（該院第四個院址），那時美國紐約特種手術醫院的名聲（一九五〇年改名）已經相當響亮。

它與紐約醫院和康乃爾大學醫學院之間的聯繫也相當重要，深化了對基礎科學的研究。

在世界各地，骨科已成為骨骼、肌肉、韌帶和肌腱修復與重建的醫療專科。骨折的照護方式已從打石膏與護具，變成使用骨板和螺絲進行「內固定」。自一九五〇年代開始，髖關節骨折的治療開始包括部分髖關節置換。

如果像前面所說的，「專科醫學是二十世紀醫學組織的基本結構」[21]，那麼「次專科」和「手術植入物」的使用，則是二戰後醫學界的基本結構。如果你正在找尋外科手術大爆發的起點，可以想想一九六八年的美國紐約特種手術醫院（HSS）[22]在成立一百多年後，仍然只有**三間手術室**。然而考文垂醫師（Mark Coventry）於一九六九年在梅約診所進行了第一次「美國食藥局批准的髖關節手術」，而加州大學洛杉磯分校骨科主任威爾遜（Philip Wilson Jr.）和後來擔任加州大學洛杉磯分校骨科主任的阿姆斯圖茨醫師（Dr. Harlan Amstutz）則於一九六八年在HSS，進行了第一次「美國食藥局批准的髖關節完全置換術」。

髖關節完全置換可說是外科手術史上最可靠、效果最持久、最令病患滿意的植入物手術。查恩利爵士在醫學中創新了聚乙烯和骨水泥的應用方式，他對醫學世界的貢獻至今仍受到數百萬人的讚揚，但完全膝關節置換則是HSS的外科醫師和工程師所創。「人工髁突膝關節」（一九七四年）是世界上第一個成功且廣泛使用的人工膝關節。[23]關節置換的成功和脊椎手術可靠性，使HSS在一九七二年將手術室數量增加到八間，後又在一九九〇年增加到十一間，如今也增加了一倍。

這間世界上最著名的骨科專科醫院，於創院前五十年裡擴張的速度相當緩慢，這並非意味著該院缺乏領導力或願景；ＨＳＳ直到植入物革命的元素陸續被建構和改良後才得以全面開花。該院於戰後擁抱生物工程和生物科技，並推動了骨科研究計畫，這與世界任何地方（特別是在運動醫學領域）相較都是無可匹敵的。ＨＳＳ與梅約診所一樣使用高科技診斷工具、重視住院醫師教育，以及渴望建立吸引世界各地患者的卓越中心，讓它為世界捎來希望之燈。

每個外科專科都有一份簡短的名單，列出創立該專科時最重要的診所和醫院。神經外科醫師認可的是約翰霍普金斯的庫興醫師（Henry Cushing），泌尿科醫師的祖師爺是約翰霍普金斯的休楊（Hugh Young），至於心臟胸腔外科醫師則會將明尼蘇達州、克里夫蘭、費城、羅徹斯特和休斯頓等地，視為他們專科的搖籃地。這些地方有名的醫療機構都是由具遠見的外科醫師所領導，他們往往來自某座小鎮，從小就喜歡動手解決問題。回到吉布尼和賽爾，這兩位美國的骨科大師都在肯塔基州萊星頓市長大的。而現在仔細看看吉布尼醫師的右手——他十一歲時就因為嚴重外傷而失去了兩根手指。

在菁英環伺的同業中作為一匹黑馬、一位需要證明自我的孤獨者、一名靈巧的臨床人員，以及結合實作與和創新洞察力的天才，似乎背後一定有什麼祕密。尼爾醫師就綜合了以上這些特質（雖然比起敲敲打打，他更熱愛馬術與網球）。他發明了世界上第一個肩關節置換手術，改進了許多肩關節的診斷和管理，影響了肩關節手術的世界。第一個肩關節手術的住院醫師後研究員計畫是他在哥倫比亞大學創立的，該計畫的研究員培訓出無數知名的肩關節外科醫師。尼爾醫師是美國肩關節和手肘外科醫師小組的創始主席，也就是《肩關節和手肘外科期刊》（*Journal of Shoulder and Elbow Surgery*）的創始者。這一切都是從一位來自奧克拉荷馬州維尼塔的男孩開始的。

在諾曼第大反攻時，尼爾和另一名醫療「志工」一起被派到英吉利海峽一艘艱苦的醫療船上進行檢傷分類*。尼爾和他的同事因為單身而被認為是「可犧牲的」，所以被派到魚雷快艇上面對洶湧的大海，並很快就開始評估在法國海岸線上登陸的英勇部隊所受到的傷勢。尼爾聽到男人在黑暗中喊道：「救救我！」「幫幫我！」這些哀號聲將困擾著尼爾的後半輩子，而他的傷患岌岌可危地倒在改裝後的戰艦上，隨著渾濁的海水搖擺著。

剛滿二十六歲的尼爾將在D-Day後六天——也就是一九四四年六月十二日登陸。他的陸軍團在盟軍向南和向東前進時，陸續建立了野戰醫院，最終在距離沿海村莊迪耶普幾英里的阿奎斯—拉—巴塔耶的校舍裡，建立了一座更持久、堅固的基地。盟軍在進軍歐陸的前幾天遭受了嚴重的傷亡，致使未來幾週內很難在法國北部站穩腳跟。數千名士兵、海軍陸戰隊員和飛行員在行動中喪生，其餘是各種溺水、爆炸、槍擊和燒傷的傷患，另有數千人需要在臨時野戰醫院就醫；而這些醫院都是在兵團不斷推進時建立的。在阿奎斯—拉—巴塔耶，新就任的醫官尼爾中尉和他的同事們加入了受到重創的盟軍（偶爾還有德國）部隊，負責包紮傷口，沒日沒夜地執行手術。

尼爾醫師也參與了太平洋戰爭，在菲律賓和日本服役。他看到了戰爭真正恐怖的樣貌，也參觀了被摧毀的廣島原爆遺址。尼爾戰時從醫的經驗從未遠離他的腦海——戰爭科技的蹂躪、

* 譯注：指的是在急診或是野戰醫院，為了避免醫療體系崩潰或是醫療資源耗盡，將患者快速分類的工作。

一九四〇年代醫學的脆弱，以及那些痛苦的呼喊、失去希望的人們。幾十年後，他仍然記得諾曼第的海灘。

在尼爾醫師執業生涯的晚期，一道來自華盛頓的電話打到了他位於哥倫比亞醫院的辦公室。國務卿貝克（James Baker）緊急要求與尼爾醫師進行交談。作為愛國的義務，國務卿要求尼爾醫師前往巴黎照顧一位富翁，他是美國的重要盟友（他的身分在此不透露）。這位來自維尼塔的男孩在總統的要求下，前去為世界上某位最富有的人提供醫療諮詢。

尼爾醫師和其夫人有些不情願地訂了機票，在甘迺迪機場乘坐上法航的超音速協和式客機。從一開始，這趟旅程就不順利，協和式客機從紐約跑道上起飛時往另一邊傾斜。緩和的時間規畫對緊張的噴氣機駕駛員沒有起到多大的安慰作用，乘坐世界上最著名的飛機旅行的新奇感，也在這有如火箭升降的起落過程中消失殆盡。

幾個小時後，尼爾醫師終於能躺在高處欣賞著地球的弧度，而他一到巴黎，就被帶到患者位於巴黎最高級豪宅區裡的私人住所。他仔細且完整地檢查了肩關節；對患者的診斷和預後的討論一如既往地一絲不苟、細緻入微。瞭解這位富裕患者的狀況後，尼爾評估不一定需要手術，於是只為富翁規劃出簡單的照護方案。

離開前，尼爾醫師提出一個請求，儘管他的顧客願為這趟旅行慷慨解囊，尼爾還是不願意乘坐協和式飛機回家。這趟飛行實在太難熬了。他的患者對他的反應毫不意外，便交代他的工作人員做出不同的安排。

第二天，當尼爾醫師和夫人抵達戴高樂機場時，他們被帶上一架只為他們準備的包機。令人高興的是，等著他們的不是令人害怕的超音速噴氣機。而且令他們大為驚訝的是，停機坪上竟是一架閃閃發光的波音七四七。登上這座龐然大物後，尼爾斯驚奇地發現他們是這架七四七唯一的乘客，這是他們患者表達的感謝。飛行員和工作人員向他們打招呼，並詢問尼爾醫師：「我們的油箱全滿，飛機上也沒有其他人，你想在返回紐約市的路上順道去別的地方嗎？」

尼爾回想起他在陸軍醫療隊擔任年輕軍官時的過往，曾於混亂和屍體間降落在諾曼第的岸上，於是告訴飛行員自己想看看英吉利海峽、當年他們在法國北部沿海的駐紮地，以及最重要的，奧馬哈和猶他海灘。

飛行員很爽快地答應了尼爾醫師的請求。

於是這架私人包機七四七大型客機載著兩名乘客，從巴黎向北飛往諾曼第。這架大型飛機從東面掃入、向左陡降，正下方是諾曼第的沿海村莊。紀念墓園上布滿的白色十字架和寬闊的沙灘，向這位來自維尼塔的男孩展示著，而他現在已是世界上最著名的肩關節外科醫師。他第一次的諾曼第之旅是在四十五年前，當時他還只是一位來自美國的青年，對這一切都感到畏懼，夢想著有一天能成為外科醫師。此時已經有了抗生素、Medicare 被寫進法律、發明了關節置換術，重要的骨材公司也已成立。令人難以置信的是，尼爾現在居然能搭著只有他自己的七四七回到諾曼第。商用噴射客機在二戰許多年後才會被發明，他當時根本無法想像自己會坐在這麼龐大的飛機回到奧馬哈海灘。植入物革命如果沒有電晶體、聚合物、各種電線、生物材料和現代合金，同樣也是不可能的夢想。

第17章 植入物革命

「第一次工業革命用水和蒸氣的力量，使生產製造得以機械化。第二次工業革命使用電力，讓大量製造變成可能。第三次工業革命則利用電子化設備和資訊科技，實現自動化生產。現在，第四次工業革命也要承繼第三次工業革命的成果，也就是上個世紀中葉以來的數位革命。它的特色是各種科技相互融合，使得現實、數位與生物間的界線變得模糊。」

——史瓦布（Klaus Schwab），世界經濟論壇創辦人

「現在，查恩利的名字已經被永遠載入外科的史冊，就像過去那些偉大的外科醫師一樣，成為了名人堂的一員。……做出查恩利假體這種生物設計的人，根本是個藝術家。這是只有達文西才想得到的作品，我們如今何其有幸能夠實際認識這位設計者，並予以致意。他為外科世界帶來了極大的貢獻，既拓展了人類的基礎知識，也拯救了人們的苦難。」[1]

——普拉特（Harry Platt）

我正在進行一台肩關節手術，但我並沒有穿著著刷手服、手術衣、手術帽，甚至口罩。我穿的是白色實驗袍和襯衫，且打著領帶坐在我辦公室的椅子上。事實上，你根本看不到病人的本體——我眼前只有他的肩胛骨——顯示在電腦螢幕前的３Ｄ模型。史丹利的骨質流失和畸型的程度實在太過嚴重，如果是在幾年前，世界上任何一位肩部外科醫師都無法處理他的狀況。但現在我們已經將之視為家常便飯。

我是在距今四個月前的門診第一次見到史丹利的。當時他整個人看來萬念俱灰、相當絕望。他八年前曾在美國中西部的醫院動了全肩關節置換手術，剛開始的手術結果相當良好，但肩膀卻在最近這幾年越發疼痛。我重新看了他最早期拍攝的X光片，告訴他就算我自己是患者，也會對當初的置換手術相當滿意。不過隨著時間過去，人工關節中的金屬和塑膠零件會逐漸鬆脫。在移植的時候，骨科假體必須非常穩定牢固，骨頭裡任何一丁點的鬆動，都可能會讓整個植入物崩壞，即便手術做到毫無誤差，都不一定能夠保證最後會成功。

頂著一頭棕色頭髮、笑起來門牙有點漏風，咳起來像個老菸槍的史丹利，在見到我之前已經看了不少外科醫師，偏偏他們都認為從他的X光看來根本沒什麼好擔心的。在做完身體檢查、解釋了新的X光片之後，我告訴史丹利他的人工肩關節已經鬆脫了，而且不排除有感染的可能，這讓史丹利非常訝異。對一名六十一歲的男性來說，他本來還以為自己在退休前還能多工作個幾年，現在卻突然意識到他的肩關節出了問題，正在隱隱作痛著。我向他解釋，我們可以進行手術，將鬆脫的植入物移除、檢查看看有沒有感染，並評估骨質流失的程度。像這樣的案例，人工關節中關節盂的部分（位於肩窩，由聚乙烯製成，有點類似白色的蠟）如果不夠穩固的話，會慢慢破壞肩胛骨的球窩部。至於肱骨頭這端由鈷鉻合金製成的人工關節，原本應該包覆在關節盂中，但聚合物中由聚乙二醇製成的部分會慢慢移位，脫離原有的位置，像根搖搖欲墜的木頭柱子撐不住花園的門那樣擺晃。如果患者長期忽略這種狀況，肩胛骨可能會有一些無法察覺的脫臼。這種脫臼會使蛋殼般脆弱的骨骼，在像是樹皮一樣粗的纖維組織上磨擦，最終聚合物組成的人工植入物只能空置在一旁，無法發揮作用。

我一個月前幫史丹利開了第一次的手術，但我最擔心的事情還是發生了：他的骨頭已經流失太多骨質，那塊人工植入物只能像游離骨一樣空置一旁。手術中，我在他的肩膀最深處，發現了一大團由金屬、塑膠、關節液（你可以想成是蘋果汁）和纖維組織所組成的物質。所有外來的植入物都被我移除，也添入組織和體液培養，確定關節裡頭沒有感染。我放了一個骨水泥間隔物進去。這是一種壓克力材質的骨水泥，由液態的小分子單體和粉末狀的聚合物混合而成，有點像是小時候用樹脂做的作品，看起來就像是藍色的培樂多黏土。這一塊「骨水泥間隔物」不但模仿了原本肩部骨骼的形狀，也取代了原有骨骼的功能，表面還撒了抗生素藥粉，能夠在我們等待培養報告出爐前繼續對抗關節深層的感染。有了骨水泥間隔物放在裡頭，接下來我們就可以做一件神奇的事情：拍攝電腦斷層。電腦斷層是一種非常複雜的醫療造影器材，能夠取得一系列的X光之後再予以重組成立體圖像，有助於在術後讓我們規劃下一次的再置換手術。

手術後一週，我們拿到了史丹利肩膀的高解析度電腦斷層影像。電腦現在已經可以利用影像軟體，重組所有X光的資訊，製造出完整的立體影像。近十年來影像軟體的進步，讓外科醫師和放射科醫師可以將多餘的組織（包括肌肉、肌腱和韌帶）拿掉，並在螢幕上直接重建出骨骼的樣貌。只要敲打鍵盤，臨床醫師就可以旋轉或翻轉立體影像，進而瞭解骨頭現在的相對位置。想像一下，這就像幫你修車的技師再也不用千斤頂把你的車頂起來，而是用某個神奇的工具就能看穿金屬一樣。最近這幾年來，科技發展不僅僅讓我們能夠看到骨頭的立體圖像，也能用於手術計畫、植入模擬、評估替換植入物的可能性等等。更令人訝異的是，我現在甚至能夠跟工程師合作，為了某位患者的肩膀做出獨一無二的植入物，藉以修復特定的缺損。

我正要跟設計植入物的魁北克設計師開一場線上會議。人工關節大廠捷邁邦美（Zimmer Biomet）寄來的電子信件中附上了一條連結，一點進去馬上就可以與人在蒙特婁的工程師連線。我稍微用了一些遮罩，以避免洩露史丹利的個資。工程師西蒙和我在線上進行討論，並直接從遠端控制著電腦上的影像。眼前除了一片淺灰色背景外，其餘正是史丹利肩胛骨的立體圖。西蒙用滑鼠控制著電腦上的影像，而我也請她讓我從不同的角度觀察史丹利的肩胛骨。我們共同合作，一起看著影像並想像著真實的樣子，霎那間，蒙特婁和丹佛好像也沒有那麼遠了。

西蒙繼續從遠端操控著肩胛骨的影像，就像是《格雷氏解剖學課本》（*Gray's Anatomy*）

裡的插圖鮮活地在我眼前跳轉圈一樣。眼前本該是一個結實、能夠撐住植入物的關節盂，可惜現在卻是坑坑巴巴的球窩，根本撐不住我要植入的金屬頭部。所以西蒙提供了一個非常創新的解決方案：我們將一起利用電腦輔助製造，為史丹利打造一個能完美嵌入的人工肩關節。史丹利的肩膀實在受損得太過嚴重，如果是五年前的我，甚至可能不會考慮要幫他開刀。但現在，我可以利用捷邁邦美公司的客製化服務，製造出一個獨一無二的人工關節將孔洞補上，並完美地鎖進剩下的骨頭裡。這個系統真是一大突破，讓我得以接下這項五年前的我可能會放棄的手術。不到一個小時，我們已經快要完成植入物的設計。只要一送出設計，這個人工關節就會在印地安納州的華沙市開始著手製造。

就在我們完成設計的幾週後，第二場手術也要開始了。這次的多數流程都跟其他手術沒有兩樣，我們就像平常一樣進行術前探訪、準備手術、定位患者、劃刀、一層一層地往下開進去。當我一路進到他肩膀的最深處，最有趣的部分終於來臨。特別訂製的人工關節被裝在好幾層無菌的包裝裡，等著要被放進肩關節。另外還有一個和史丹利的肩胛骨大小完全一樣，以白色聚合物為材料、以 3D 列印機製作的模型。這個與實際大小相同，卻更輕更硬的塑膠模型，和我幾週前在電腦螢幕上看到的一模一樣，讓我能夠用這個模型練習怎麼把真正的植入物，放進史丹利相當脆弱的肩窩裡。

我先把關節窩附近的疤痕組織清乾淨，探了一下球窩的深度，周邊的骨頭薄如蛋殼，實在很難好好撐住一般的人工植入物。如果是以前，我做到這裡就做不下去了，但我們今日可不一樣——我們有備而來。今日的我渾身是膽，已經準備好使用這種能讓情勢大逆轉的祕密武器！我小心翼翼地將聚合物做成的練習用模型卡進他的肩關節裡，模型就完美地鑲了進去。我花了幾分鐘檢查邊緣是否吻合。嗯，非常滿意。下一步便要將真正的植入物放進關節腔深處。這根形狀怪異的金屬棒完美貼合了肩關節上的大洞，完全就像科幻小說中，巨型太空飛船穩穩地停進了太空港那樣。

我將這根客製化的人工植入物，用好幾根螺絲穩穩地固定在鎖骨上。難以想像這是我在幾週前親手設計出來的曲度和大小。以前根本不可能發生的事，現在變得稀鬆平常。我對這些螺絲的長度已經很熟悉了，所以無須一再確認，也可以精確地把金屬植入物鎖進骨頭裡。我一個接著一個地將這些螺絲鎖上去。螺絲的長度就跟幾週前我在網路上練習的時候一模一樣。鎖完螺絲後，史丹利的身上就正式接上了一個在加拿大蒙特婁設計、由專業技師團隊在美國印第安那州製造、隔夜就轉送到我在骨材公司的窗口人員朱迪，然後今日再藉由快遞收到的客制化人工關節。這一切需要整合工程團隊、國際貿易、生醫研究、醫學影像、衛星和網路通訊、先進製造技術、航空貨運、企業業務間的來往、完美的手術，以及，當然也少不了無可或缺的麻醉、護理和科技團隊，才有可能讓發生在這位男人身上的慘況，對如今的我們來說，能夠輕而易舉地解決。人工肩關節之父尼爾醫師要是仍然在世，肯定也會非常訝異，甚至有些驕傲吧。

尼爾的職業生涯與一九五〇年代其他的骨科醫師別無二致，當時很少有人專門從事特定關節的手術，除了舊金山、紐約、芝加哥和紐約在手外科之父邦內爾（Sterling Bunnell）和利特爾（William Littler）等人的指導下進行手外科手術之外，世界上幾乎沒有骨科次專科診所。尼爾醫師仍然是一名專治骨折的醫師，甚至在完成住院醫師訓練二十多年後，才於一九七一年發表膝關節外傷的論文。隨著醫學發現的步伐加快，像尼爾這樣的外科醫師將目光轉向了特定的關節。就像骨科作為專科（與普通外科分開）一樣，骨科的次專科領域，是由為數更少的狂熱者所構思的。

戰爭一直是刺激科技、交通、通信、設計和醫學進步最有效的源頭。隨著一九四〇年代合金科技和抗生素的進步，骨科專業即將進入最重要的時期，但關節炎的治療還是沒有獲得什麼直接的進步。尼爾此時已經奉獻了十年的職業生涯用於照護骨折患者，包括肩關節骨折的外科治療。

醫師和科學家在這幾個世紀以來主要通過出版期刊，向同業們傳達他們的發現。對於學術型大學醫師來說，「發表或死亡」（publish or perish）這句信條，是在要求醫師們積極地進行研究，並爭取被期刊接受。像尼爾這樣的年輕外科醫師充滿了樂觀、精力和全新的視野，是揭露戰後骨科不足之處的完美人選。尼爾醫師在一九五三年的經典論文〈肱骨頸骨折合併肱骨頭脫臼〉（*"Fracture of the neck of the humerus with dislocation of the head fragment"*），點出了迄今以來以非手術或手術治療肩部骨折，都會發生不良預後的可怕處境。在論文的最後一頁，尼爾醫師畫了一張他設計的人工肩關節圖，結論是：「邏輯上，替換人工關節是有可能的，證明在處理肱骨頭部嚴重損傷方面具有價值。」[2]這是世界第一次瞥見未來的樣貌。

一九五五年，尼爾醫師報告了十二名接受過關節置換肱骨頭部的患者情況。[3] 尼爾使用自己設計的植入物治療創傷患者，結果都有顯著的改善。尼爾人工關節的植入在治療創傷上擁有良好效果，但尼爾在論文中也暗示了另一個效用。在十二名患者中，除一人外，其餘均患有肩關節骨折。一九五四年三月十六日，一位七十歲的家庭主婦（患者十一號）接受了「肥大性骨關節炎」的治療，她是世界上首位以部分肩關節置換治療關節炎的患者。患者回到中西部後寫信給尼爾醫師，說自己現在過著「沒有疼痛的新生活」。尼爾醫師沒有將人工肩關節限制在肩關節骨折的患者身上，而是把它擴展為治療肩關節炎的設備。

由於戰後的繁榮促使了蓬勃的發展，醫師們樂觀地認為疾病可以用前所未有的方式予以治療。抗生素打開進入腹部和對腹部器官與腸道手術的那扇大門。手術期間和術後所使用的人工呼吸器，使外科醫師能為病情危重的患者進行手術。藥理學上的發現促進藥物種類的爆炸式增長，使糖尿病、瘧疾、痛風、類風濕性關節炎和心臟病等疾病開始有藥可醫。最後，化學和聚合物科學的進步，使世界上有許多材料每年被用上百萬次，其中包括世界上最常見的塑膠：聚乙烯。

尼爾醫師自一九五三年取得突破以來，在前十年進行了四十六次部分肩關節置換。在這四十六個**部分**關節置換術中，有七名患者罹患的是骨關節炎，而非骨折。尼爾於一九六三年發表在《北美外科診所》（*Surgical Clinics of North America*）期刊上的論文中總結道：「人工關節更換的結果比任何其他組都好。」在這十年中，肩關節手術之父每年為關節炎只做不到一次的置換手術，但這個數字之後會迅速增加。

尼爾醫師下一份關於肩關節置換的重要論文〈盂肱關節炎的人工關節置換術〉（*“Replacement arthroplasty for glenohumeral osteoarthritis”*）中，報告了四十八名因關節炎接受了人工關節置換術的患者狀況。因此在應用該療法的十年中，只有七名患者接受了關節炎手術，但在第二個十年中就有四十一名患者接受了治療，幾乎增長了六倍。在一九七四年的論文中，尼爾醫師再次帶領我們窺探了未來。埋藏在論文數據表中的第十八號患者，是一位五十七歲的家庭主婦，她接受了全人工肩關節置換術，並在關節盂（也就是肩窩處）中放置聚乙烯植入物。尼爾醫師解釋說：「這項科技透過植入高密度聚乙烯、用骨水泥固定並使用稍微不同的肱骨端零件，在這位患者身上進行了改良。」[4]

論文中有一張植入物的插圖，但沒有附上X光片。這種「尼爾二代」的維塔立合金製植入物，透過彎曲邊緣使肱骨頭部更接近球形，再進行了輕微的修改，成為未來幾十年所有人工肩關節的原型。

自一九六〇年代以來開發的每一種重要的人工關節，都有三個主要的共同特點：使用聚乙烯塑膠墊、金屬合金對接面和丙烯酸骨水泥，使金屬零件得以維持定位。無論是肩關節、手肘、手腕、髖關節、膝關節還是腳踝的關節置換術，每個關節都會被這三個元件所取代。最新發展的技術則移除了骨水泥，因為新型植入物的材質會刺激骨質生長，所以該材料再也不被使用。而這份關節置換手術的藍圖，就是由查恩利爵士起草的。

蘭開夏郡位於英格蘭西北部，一度是世界上最重要的工商業重鎮和國際資本主義的中心。蘭開夏郡的主要中心，是利物浦和世界上第一個工業化城市曼徹斯特。曼徹斯特曾是古羅馬防禦堡壘基地，經過運河和河流的改道後，煤炭和加工棉花的產業因此而興盛，得以將貨物從周邊鄉村運往默西河、利物浦河和全世界。工業革命始於一七八〇年左右，雖然英國從未種植過棉花，但到一八三〇年代，蘭開夏郡幾乎負責全世界所有的棉花加工作業。直到世界上其他地方的人模仿蘭開夏的蒸汽機、運河、工廠和貿易中心後，他們的國際影響力才逐漸減弱；不過你可以說過去一百年中最重要的蘭開夏人，是來自曼徹斯特郊外的小鎮——伯里。

查恩利（John Charnley）於一九一一年出生，其父親是一名化學家，母親則為護理師。他從小就以善用機械的能力著稱，喜歡建造大型帆船並自己研究引擎。查恩利的妹妹就讀於劍橋大學，但他自己從伯里文法學校畢業而獲得科學獎並取得高分後，就直接去曼徹斯特的醫學院就讀。看來，查恩利注定要成為一名外科醫師，甚至在醫學生時期，就輕鬆通過英國皇家外科醫學會的考試。

查恩利於一九三五年時（二十四歲）取得了MB，ChB*。開始以外科醫師的身分在倫敦執業，後來回到曼徹斯特，並在早期英國骨科先驅、偉大的普拉特（Henry Platt）門下接受指導。二戰於一九三九年九月一日爆發，他未來的職涯計畫因而被打亂，並於一九四〇年五月一日被徵召入伍到皇家陸軍醫療隊（RAMC）。於此同時，德國軍隊正在橫掃北歐（佔領荷蘭、比利時和法國），查恩利被派往多佛，並從敦克爾克穿過英吉利海峽。他多次穿越英吉利海峽，負責疏散和照顧傷患，在法國海岸奇蹟般地撤離三十七萬軍隊時差點沒命。他後來又在埃及和巴勒斯坦的皇家陸軍醫療隊服役，同時也在治療複雜的骨科損傷方面取得了寶貴的經驗。

戰爭結束後，查恩利先生（英國的外科醫師自豪地保留了「先生」的頭銜）回到曼徹斯特的皇家醫院兼職。由於需要額外的工作，查恩利接受了離曼徹斯特以北二十五英里的賴特頓醫院的職位。為什麼這位年輕的外科醫師會接受農村地區一家偏遠醫院的職位？為什麼醫院要建在那裡呢？

十九世紀和二十世紀左右，全世界各地建立了許多結核病療養院設施，這類療養院多半是遵循農村形式、為特定目的建造的典型單層醫院（如南丁格爾所建議的那樣），在那裡開放的走廊、大型落地窗和新鮮的鄉村空氣，被認為有助患者對抗結核病。自一八八二年柯霍發現結核分枝桿菌後，科學家們開始幻想有神奇藥物能殺死這種細菌。但在這難題突破之前，只能繼續在田園環境中開設醫院、收治罹病而不斷咳嗽的患者，用這種照護模式讓他們緩慢地死去。蘭開夏郡議會在一九二〇年時從一個經濟拮据的家族手中買下賴特頓大廳，並將其改建為擁有單層建築、可容納兩百二十六位慢性結核患者的護理之家。該醫院在獨立運作了幾十年後，於一九四八年移交給國家衛生局管理，差不多就在查恩利開始每個月來訪查這個鄉間小站的時期。

待在賴特頓醫院的多數患者都有骨骼和關節感染的問題，骨質從內部開始惡化，只能考慮治療症狀而無法根除疾病。有趣的是，當查恩利開始在賴特頓看診後，結核病的發生率開始驟降。隨著衛生標準的提高（像是採用巴斯德殺菌法的殺菌牛奶）和生活條件的改善，感染結核病的兒童越來越少，隨著一九四〇年代發現了鏈黴素和4—氨基水楊酸（一種用於治療結核病的抗菌

* 譯注：為拉丁文 Medicinae Baccalaureus, Baccalaureus Chirurgiae，相當於美國的醫學學位。

藥），治療結核病變成相當有可能。「全國各地的療養院與骨科醫院都面臨著同樣的困境，即如何有效地使用原本大量用於肺結核患者的病床？因為現在已不再需要這些病床了。」[5] 患者可以真的期望自己不會死於結核病了，但這種疾病帶來的傷害並沒有就此消失：患者的關節仍然會遭到破壞。正如一八九〇年時格魯克痛苦地瞭解到的現實，更換一個嚴重感染的關節根本無法解決問題。但現在，無論是否感染結核病，查恩利都可以考慮用外科手術來治療感染的關節，就算是另一個人類的沉重負擔——關節炎，也都可以因此減輕症狀，甚至痊癒。

在曼徹斯特工作的期間（他在那裡兼職到一九五八年），查恩利先生評估了一位做過部分髖關節置換手術並接受朱德丙烯酸人工關節（一種透明塑膠球取代了髖關節的股骨頭）的患者。患者告訴這位聰明的外科醫師，當他向前彎腰時，他的人工髖關節會喀喀作響，聲音大聲到他的妻子無法容忍自己待在她身邊。查恩利沒有忽視這段故事（甚至被它逗樂了），而是開始尋找噪音發生的原因。他認為，因股骨骨折而做股骨頭置換時，很少會產生雜音，因為在髖關節窩裡的軟骨仍然完好無損（它仍然提供滑動的關節面）。這些類型的聲音只會發生在罹患關節炎的患者身上，因為此時髖關節的兩側都是硬骨，更換後的塑膠球體與髖關節盂之間相互碰撞，進而喀喀作響。重要的是，**查恩利關注的目標並非是植入物或相關的零組件，而是將目光轉向了有機物**，思考了活組織與病變組織在生物力學（根據**牛津英文詞典**，定義是「與生物體運動或結構相關的機械定律」）上的差異。也難怪查恩利的導師普拉特爵士將他描述為**外科醫師兼生物學家**，而非外科醫師兼工程師。為了想出髖關節炎的解決方案，他首先需要瞭解健康的關節軟骨所擁有的功能，而這將成為每個植入物發明的模式：在提出治療方案之前先理解功能。如今看來，格魯克於抗生素、無菌技術、現代生物力學、金屬合金和聚合物都還不存在的一八九〇年，就在人體內魯莽地放入象牙植入物，實在荒唐地可怕。

工業革命帶來了機器和發動機，它們的曲柄、活塞、齒輪和軸——這些東西都需要潤滑。從新興的石油工業中新發現的發動機潤滑油與精煉的黏稠液體，都被用來潤滑金屬製造的零件。如果人類是台機器，那麼我們的零件也有類似的生物力學結構，似乎也相當合理。雖然看似合理，實際上卻非如此。查恩利開始與曼徹斯特大學的工程師朋友討論他的理論，他們都同意，我們的關節**並沒有**按照與金屬機械零件相同的原理進行潤滑——金屬機械零件使用流體動力學的潤滑，透過極薄的液體薄膜使對接的表面分離，讓零件得以快速移動。查恩利和他的同事提出的理論則認為，我們的關節只在**邊界**使用潤滑（關節囊液），對關節面有一定的親和度。為了驗證他的假設，查恩利和工程師開始製造測試儀器來評估軟骨的「滑度」。

摩擦係數（以希臘字母 μ 標示）代表兩個表面間摩擦係數的數學比例。如果 μ 值很高，就表示需要很大的力量才能使物體間有相對運動。像是粗砂紙或橡膠輪胎的 μ 值就高於一。另一方面，一些非常滑的物體，如在冰上滑動的溜冰鞋，摩擦係數只有〇．〇三。似乎難以相信會有其他物體比那更滑的了。為了確定軟骨的 μ 值，查恩利和工程師們建造了一個支撐平臺的裝置，將人類關節的一部分（先是膝關節，後來是腳踝）固定在上頭。關節的上半部分位於上方，連接著一個鐘擺臂，這讓這群科學家先驅能夠計算出軟骨有多滑。他們發現的數字相當驚人。摩擦係數居然只有〇．〇〇一，乃世界上測試過最滑的固體表面。它（在數學上）比骨頭上的金屬滑五百倍，比冰上溜冰鞋滑三十倍。

查恩利先生在非外科手術的科學期刊上發表了他的生物學研究，更重要的是，他知道要有良好的臨床結果，就要設計出具低摩擦係數的植入物。他知道自己可以藉由改變測試儀器上植入物的形狀和大小來改變 μ 值。這場他所謂「低摩擦人工關節置換術」的比賽正式開打。

當時的外科醫師已經更換關節炎和骨折的股骨頭十多年了，而且預後通常都還不錯，但查恩利仍努力嘗試達到更好的預後和使用年限。為了達成真正的低摩擦人工關節置換術，需要在關節面放置一種「滑溜的物質」，他開始詢問英國新訓練的聚合物科學家有哪些可能的選項。他最終得到的答案是聚四氟乙烯（PTFE），也就是鐵氟龍。當我們聽到鐵氟龍這個名字時，會想到不沾鍋煎蛋的場景，但它一開始是屬於工業用途的材料，用來製造閥門底座和無潤滑軸承。查恩利評估了鐵氟龍，發現它在生物學上是惰性的，植入人體後幾乎不會引起任何局部外來物的排斥反應（但他沒有進行動物試驗）。鐵氟龍擁有像蠟一樣、白色半透明的外觀，能夠用刀切割。查恩利從一九五六年便開始使用鐵氟龍杯，進行世界上第一個髖關節完全置換術，並將這些杯狀物敲到患者自己的骨質髖關節座中。結果令人驚嘆[6]——患者的運動範圍和疼痛都有相當顯著的改善。查恩利開始在《英國醫學期刊》和《刺胳針》上發表他的結果，而這兩個期刊都是世界上最著名的醫學期刊。

查恩利在髖關節置換方面做出的最戲劇性的改變，是勇於調整金屬股骨頭的大小。所有早期的髖關節先驅，從史密斯—彼得森開始，與後續的羅伯特與尚恩．朱戴（Robert and Jean Judet），再到摩爾（Austin Moore），都各自用金屬股骨頭設計了他們自己的部分人工關節，且大小與患者原先的股骨頭相同。隨著合成髖關節杯的推出，查恩利做出了一個天才的決定

——縮小金屬頭的大小。再次專注於低摩擦人工關節置換術，他相信一個較小的頭將提供較少的摩擦，因此頭部從摩爾四十二公厘直徑的頭部（乒乓球大小）改為二十八公厘，最後再改成二十二．二五公厘，這大約是一個普通玩具彈珠的大小。許多外科醫師認為查恩利的髖關節設計很可笑，但數學可是站在他這一邊的。

當年，查恩利沒有使用丙烯酸骨水泥就植入摩爾的髖關節柄與大型股骨頭。植入摩爾的人工關節和鐵氟龍杯幾年後，他開始尋找一個更穩定的方法來植入股骨端的零件。在骨頭較脆弱的老年患者的髖關節中，摩爾細長的金屬柄可能會開始在股骨管中擺動，導致位置下降而疼痛。查恩利再次向曼徹斯特大學的科學家進行諮詢，在鐵氟龍取得初步成功後，他求助於曼徹斯特大學牙醫學系假體組的化學家。牙醫已經很熟悉在牙齒脫落後，如何用牙套處理缺牙；當一九四八年英國國民保健署成立後，有數百萬患者此生第一次尋求醫療服務和牙科治療。這種對醫療保健的需求，導致一場尋找更好的假牙和牙齒植入物材料的運動，而曼徹斯特的有機化學家史密斯（Dennis Smith）向查恩利推薦了**聚甲基丙烯酸甲酯**。

聚甲基丙烯酸甲酯（PMMA）又稱為丙烯酸水泥，是一種由液態單體和粉狀聚合物的簡單組合而成的自固水泥。水性的液態單體儲存在小瓶中（含抑製劑的化學品），而粉末（看起來像是糖粉）則保存在袋中。手術時，助理會像製作麵包麵團一樣，將兩種成分混合在攪拌碗中。混合物會由一開始奶油狀變成麵糰狀，幾分鐘後就看起來像新鮮的培樂多黏土。聚合是小型化學分子「單體」間的瘋狂競賽，它與較大的鏈狀聚合物相連，形成一種複雜的剛性物質晶格。這種化學反應會「放熱」，這意味著熱量會隨著分子發生連結而散發出來，從黏性泥漿開始，最後變成柔滑的塑膠。當它硬化時，就會變成一顆具彈性的球，然後再化為固態聚合物。我們現在每日都看得到聚甲基丙烯酸甲酯的身影，例如：珀斯佩有機玻璃（Plexiglas）的窗戶、展示櫃、鏡框、路標，浴缸和天窗。然而，查恩利認為聚甲基丙烯酸甲酯會是能將人工髖關節的柄放置定位的理想黏合劑。在沒有對動物進行實驗的情況下，他於一九五八年直接在人類身上使用它，並立即相信了它的潛力。半個世紀後，世上幾乎所有的醫院都會使用查恩利的骨水泥，過程中只有稍微改變其化學特性。

查恩利在一九五八年後永遠離開了曼徹斯特，一開始在賴特頓醫院兼職，最終把所有的時間都花在這間鄉下的前結核病收治所裡。這間地區醫院的董事會為他的生物力學工坊和實驗室提供資金，查恩利很快就聘請了實驗室技術員克雷文（Harry Craven）。克雷文是一名全能型人物，他在一九六〇年代的關鍵時刻待在查恩利的身邊多年。該實驗室於一九六一年啟用，擁有專門的工作人員和客製的手術室，查恩利對持續的成功非常樂觀，也為他這座個人舞台取名為「賴特頓醫院髖關節手術中心」。

就像所有科學和醫學界的創新者一樣，查恩利是個喜歡動手作業的人。他親手製造了各種事物、修理機器、建造模型，並製作了自己設計的植入物。他還在自己的房裡開了一間工坊，其中包括一台車床*，而他在那裡從鐵氟龍的模塊開始，打造出自己的髖臼窩。克雷文協助查恩利進行這些工作，而他們自己親手製作小零件這件事，就是解決髖關節炎的關鍵。

查恩利對髖關節中心的成立以及數百次人工髖關節置換手術的經驗累積，感到相當興奮。他也對於使用丙烯酸骨水泥固定人工髖關節植入物、小型股骨頭和鐵氟龍髖臼杯是髖關節炎的長期解決方案這點相當具有信心。他自一九五九年起每年執行約一百場手術，到一九六二年時一年執行超過四百場人工髖關節置換手術。當然，作為一名科學家，查恩利對於追蹤他的患者也相當感興趣，並確認他們對手術結果持續感到滿意。直到一九六二年末，查恩利意識到可怕的事情可能正在悄悄發生。儘管患者的滿意度、功能性與活動力都有所提高，但在術後三年的追蹤X光檢查發現，鐵氟龍髖臼杯發生了災難性的變化。查恩利後來解釋道：

我們在三百次手術的術後三到四年後，才得出這個結論（鐵氟龍並不適合）似乎很奇怪，但其實有很多原因。首先，長達三年的結果如此良好，患者都非常感激，以至於我們難以面對這樣的猜測。即便預後如此成功，X光片中還是顯示了初步的有害證據。其次，就其化學性質而言，PTFE（鐵氟龍）非常惰性，我們覺得即使存在磨損碎片，也會是無害的。接著，雖然大約一年後我們就可以在X光片中看見一公厘左右的磨損，但我認為這並不令人意外，這可以用頭部「卡進」髖臼窩來解釋，這個髖臼窩經過了特殊加工，內部直徑本來就大於頭部。直到第二年的磨損比第一年增加了一倍多，第三年內又增加了兩倍多，整個問題的嚴重性才變得越來越明顯。[7]

這場改變世界的革命來到了關鍵時刻，查恩利不得不懷疑他是否即將失去一切。所有的X

＊　譯注：是利用固定於刀架上之車刀進行車削的工具機。

光片都顯示出鐵氟龍髖臼杯「頂端」出現了過度侵蝕的狀況，給人的印象是——金屬製成的股骨頭在這幾年裡就像一把熱刀，穿進有如奶油的鐵氟龍髖臼杯一樣。查恩利先生開始進行再置換手術，令他害怕的是，他意識到鐵氟龍髖臼杯並不是最主要的問題。更糟糕的是，這些鐵氟龍髖臼杯受損的患者，髖關節周圍都發現了「磨損的碎片」。他在髖關節囊內發現了包覆鐵氟龍顆粒的球狀纖維組織。與他一開始的預期不同，鐵氟龍對組織的不良反應是「惰性」這點，如今反倒成了鐵氟龍完全不適合人類使用的理由。為了進一步證實他的預感，查恩利準備了鐵氟龍的粉末，並用一根粗針注射到自己的大腿上。九個月後，他解剖了皮膚下的結節，一樣發現了被纖維組織包圍的鐵氟龍斑點，這讓他再也不使用鐵氟龍了。雖然體內的一大塊鐵氟龍是惰性的，但鐵氟龍的微粒卻會引起身體反應。我們很訝異查恩利會將鐵氟龍顆粒注射到自己的大腿內，但對比他的英國祖先杭特，亦即外科科學之父，也曾在自己的陰莖上弄出一個傷口，並在上面沾上梅毒患者的膿液作為實驗，查恩利的行為似乎並沒有那麼瘋狂。

查恩利正視著可怕的失敗，內心充滿了愧疚與不安。過去幾週以來，他完全活在絕望之中，他的妻子（他終於在四十六歲時結婚了）發現他半夜醒來坐在床上、雙手抱頭，覺得「一切都是灰濛的，憂鬱充斥在各處」。[8]痛苦就如此持續了好幾週，直到一次偶然的發現使他重回了正軌。

一九六二年五月，一位代表某家德國塑膠公司的工業推銷員來到賴特頓，希望能與查恩利或助手克雷文交談。推銷員負責銷售塑膠齒輪零件，而這些零件正被用於蘭開夏郡的紡織行業（一九六〇年代的規模仍然相當龐大）。他推測查恩利的實驗室可能需要類似的機械零件。克雷文見了這位推銷員展示的貨品，一眼就看到了與鐵氟龍的物理特性相當接近的材料。他拿取了一塊約四英寸大的高分子聚乙烯（高分子聚乙烯）樣本給查恩利看看。

克雷文將材料樣本交給查恩利後，查恩利拿在手上把玩後，試著將拇指戳進材料裡面，結果發現用指甲就能刮出痕跡，查恩利得出結論說：「聚乙烯就像鐵氟龍一樣令人失望，」並告訴克雷文這只是浪費時間。克雷文毫不氣餒地保留了這塊新聚合物的樣本，並計畫用他設計的客製化測試儀器進行分析。一開始的結果相當驚人，聚乙烯在同一台賴特頓機器上的表現，甚至比鐵氟龍更好。當時查恩利出國前往哥本哈根參加一場會議，並不知道他的機器正攪動著，在高分子聚乙烯塊上不斷擺動著不鏽鋼頭。

的確，查恩利對此事並不抱持樂觀地前往哥本哈根，甚至不知道高分子聚乙烯正在他的實驗室裡接受測試。這時他因鐵氟龍的人工髖關節置換而聲名狼藉，隨著這些可怕的事實在他面前暴露，查恩利不得不懷疑自己是不是個傻瓜。當他度假回來後，他回憶道：

> 克雷文打開了我辦公室的門，要我下樓去實驗室……下來看看那塊高分子聚乙烯。經過全天候測試了三週，這種新材料在同樣的條件下，不像鐵氟龍在二十四小時內磨損的那麼多，甚至在工程界都還很少人有聽說過該材料。
>
> 不用問了：**我們上**。

查恩利從德國的魯爾化學公司（後來被霍伊斯特股份公司收購）獲得了更多的材料，就像他以前對鐵氟龍進行的實驗一樣，他再次將聚乙烯注射到自己的大腿上。六個月後，他的腿沒有形成任何結節。他於一九六三年十二月二十八日寫了一封信，很快地就被發表在英國《刺胳針》期刊上，其中表示了他對鐵氟龍的擔憂，並鼓勵人們嘗試細磨過的高分子聚乙烯，部分動機是要警告外科醫師有關鐵氟龍的問題，因為他聽說有些外科醫師正考慮要用鐵氟龍來更換膝關節。

從一九六二年時一月開始，查恩利只用了幾個月的時間，就開始使用聚乙烯髖臼杯進行髖關節完全置換手術。這些早期使用高分子聚乙烯的髖關節完全置換手術，都是取出失敗的鐵氟龍髖臼杯、更換成新的聚乙烯髖臼杯的再置換手術。所有的髖臼杯一開始都是查恩利親手打造的，做好後放在戊二醛制劑消毒液中浸泡一夜，再進行化學消毒。後來，他的製造商夥伴查克里（Thackray）才負責製造髖臼杯，並用伽馬輻射照射聚合物來消毒（其他人建議浸入環氧乙烷中，但相當具爭議性）。他繼續植入數百個新的高分子聚乙烯髖臼杯，並且從沒使用過全身性抗生素，只使用不鏽鋼柄（而不是像我們今日使用的鈷鉻製柄）。查恩利等著發布他的結果，害怕又再次發生一場意料之外的鐵氟龍災難，然而，並沒有發生想像中的壞事。

事實上，查恩利在接下來的二十年裡幾乎沒有改變任何事情，在賴特頓（後來也在米德赫斯特）每年做數千例髖關節置換，幾乎一直工作到他去世的前幾天，最終於七十歲時因心臟病發作而離世。即使到了今日，有更現代化的製造工藝、冶金和聚合物科學的進步、外科手術科技的改進以及教育創新，但沒有人能拿出比查恩利更卓越的成果。這位來自英格蘭鄉下一座小鎮的外科醫師兼生物學家，不僅改變了骨科，也引進了每年全世界植入數百萬次的材料，使世界上的許多人改變心態，認為將植入物放進身體是件很棒的事情。

我知道：因為我就是那數百萬被換下髖關節的其中一人。我非常感謝查恩利爵士為我的生活帶來了無法估計的改善，也減輕了我以前的痛苦。

* * *

尼爾在一九七四年的論文中首次發表聚乙烯肩窩零件的應用。他第一次使用該零件是在一九七三年，並在一九八二年的《骨骼與關節外科》期刊上一篇文章中，發表了在九年之內接受人工肩關節置換術的兩百七十三名患者的狀況。[9] 在尼爾試圖於肩膀使用聚乙烯之前，已經在髖關節使用了十年的聚乙烯，部分原因來自棘手的小肩窩，要在該部位固定肩關節麻煩得多。令人難以理解的是，尼爾是三十年前、全世界少數會進行肩關節置換手術的外科醫師，而如今美國每年已有超過十萬個肩關節被更換。這個數字與美國每年進行五十萬次髖關節置換和大約一百萬次膝關節置換相比，依然相形見絀。

關節置換手術是全世界最常見的植入物手術。它不僅能夠減輕疼痛，也會極大地改善關節的功能，以及工作和生活的能力。這是人類最偉大的創新，而發現適合的金屬材質、塑膠和水泥組合的功勞，則要歸於查恩利。他是一位實業家，在一家原本不起眼的鄉村醫院裡，堅持用自己的雙手工作。

第18章 運動醫學的誕生

我坐在位於佛州那不勒斯的艾思瑞斯（Arthrex）執行長辦公室裡，等著會見公司創始人兼總裁施密丁（Reinhold Schmieding）。今日對施密丁來說是非常忙碌的一天，要和數百名年輕外科醫師參與一年一度的住院醫師研討會，接著還要前往德國慕尼黑（他每年夏天都會去到那裡）視察艾思瑞斯的歐洲分部。儘管行程滿檔，這位德裔美籍牙醫的兒子還是同意了一件不可思議的事：坐下來接受我的採訪。我想很有可能只是因為我也是一位忙碌的肩膀和手肘外科醫師，或者也因為我曾在洛杉磯著名的克蘭喬布骨科診所接受過完整的訓練，但不管他願意接受採訪的原因是什麼，我很高興能和世界上最偉大的企業家坐下來聊聊。

當我坐在一張現代的黑色皮椅上回顧我的研究論文時，我低頭看了一眼簡單的白色桌子，桌子下是A字型的鋁合金管構成的框架，這讓我突然想到：難道這就是那張傳奇的繪圖桌嗎？施密丁就是在四十年前於這張桌上設計了艾思瑞斯的標誌嗎？一九八一年，這位年僅二十六歲的年輕人住在慕尼黑奧運村的一間小公寓裡，在居家裝修店買的一張五十多美金的繪圖桌上發明了公司的名字和標誌，一想到這是「一切的起點」，對我來說就很有吸引力。

施密丁現已六十歲，卻仍然非常健康、精力充沛。任何一位參觀者只要花幾分鐘，就能感受到他對擁有艾思瑞斯相當自豪。艾思瑞斯現在是世上最成功的運動醫學植入物公司，你能充分意識到這裡的所有員工都和他一樣，具有高度的競爭力和對公司的忠誠。該公司在關節鏡檢查剛開始發展的時候就成立了，施密丁「更好的捕鼠器」（better mousetrap）手術器械使他的帝國站穩了腳跟。

作為一名外科醫師，我已經植入了成千上萬由艾思瑞斯生產的縫線、縫線錨、螺絲和各種其他設備，我很清楚艾思瑞斯是如何改變世界各地運動醫學面貌的。但我前來此地是為了更加瞭解它的創始人，以及他在一生中是如何取得如此多的成就。

我帶著一些自己的觀察來到那不勒斯，我渴望瞭解施密丁是如何堅持下去，並登上了《富比士》四百大富豪的行列，還準備晉升成為美國最富有的前一百人。[1]

我的第一個問題：這就是那張繪圖桌嗎？是的，他帶著溫暖的微笑確認了這件事（因為我已經很瞭解他，知道他留著那張桌子並不奇怪。他是節儉和奢侈、理性分析和直覺判斷的完美結合）。我想那張桌子已經成為一種護身符，紀念簡單的起點和自我創新的力量。

在日本的渡邊正毅醫師多年來的發展後，光學關節鏡越來越具實用性，北美和歐洲的外科醫師也從單純地觀看關節內部，轉為進行關節手術。渡邊在東京的老師過去曾開發一種有如鉛筆般細小的金屬小工具，它帶有像眼睛一樣的開口，讓外科醫師可以彎腰看進去，更靠近地面對手術中的關節。第一個模型創建於一九三一年，隨後的模型則按順序編號。在一九五八年的第二十一次嘗試中，渡邊做出所有後續關節鏡設計的原型。「渡邊二十一號」雖然仍由微小的白熾燈泡提供照明，而且外科醫師需要將臉湊近使用，但它已經引領了全球微創手術的革命。接下來的二十年裡，在應用靈活的光纖光源並將小型攝像機裝在鏡頭上之後，關節鏡檢查從新奇的工具變成了強大的工具。外科醫師不再需要彎腰將鏡頭抵在眼睛上（以及避免汙染）。

一九八一年時，外科醫師們已經可以鬆口氣，站著用手控制攝像機，奇蹟般地研究身體中任何關節的微型世界。不過，雖然可以看得很清楚，當時的困境是缺乏有效的工具可以直接完成任何事情。

直到施密丁和艾思瑞斯的出現。

雖然施密丁在密西根州出生、長大（一九七六年於密西根州畢業），但他後來搬到了德國的黑森林地區，成為美國骨科公司理查茲的國際代理商。在德國境內境外向外科醫師銷售骨科植入物三年後，他迷上了關節鏡手術領域的新發展。雖然用關節鏡觀察膝關節內部已經越來越普遍，但缺乏可以控制組織（即能抓住、剪下和切除軟骨、骨骼或半月板）的可靠儀器。幸運的是，這位初次嶄露頭角的企業家住在德國西南部，這裡長久以來都是世界上最好的工匠製造手術器械之地。施密丁看到了機會，於是開始設計和開發用於微創手術的儀器，並在幾個月內決定離開理查茲，組建自己的公司。他以「關節鏡切除儀器」（Arthroscopy Excision Instruments）命名自己的新企業，並縮短為「艾思瑞斯」（Arthrex），然後坐在那張便宜的繪圖桌前勾勒出艾思瑞斯的標誌。今日，那個標誌仍然被這間價值數十億的公司使用。

就如同美敦力在一九五〇年代末期一樣，艾思瑞斯在開業初期一直試著努力生存下去。各種現金流問題、差旅費、外科醫師的阻力和初始產品有限，幾乎使艾思瑞斯面臨倒閉。好在一些早期的關鍵外科醫師訂購了手術器械並提供了現金，而同時期的施密丁剛好設計了關節鏡前十字韌帶重建術的突破性指南。施密丁在艾思瑞斯還處於起步階段時，曾前往瑞士蘇黎世向一位備受推崇的外科醫師展示他的膝關節器械。仔細研究了這些工具後，醫師轉向這位年輕的新人問道：「施密丁先生，你想靠這個**生活**嗎？」[2]這些小工具當時仍處在嬰兒時期，還不足以構成一個帝國。

正如本書多次記載的那樣，大多數醫學和外科的偉大先驅都善用雙手，並且有一種無法抑制修理小工具和機械的衝動。施密丁兒時就熱愛藝術，即使在他上學時，也感覺到自己處理和思考事物的方式與同齡人不同。

他就坐在繪圖桌前，我請他舉個例子。

「對我來說，高中的時候有個非常重要的日子。那時歷史老師分配給我們一個作業。他把蠟燭放在我們面前，要求我們在五分鐘內用一個詞來形容它，並且盡可能想出越多詞彙越好。所有字詞不斷往我腦海襲來，我以最快的速度將它們寫下。時間到了，我的同學說他們想出了十五、二十或二十五個字。老師看著我，我告訴他自己寫下了兩百二十五個字。那時我就意識到自己對事物有與眾不同的思考方式。」[3]

這種「充滿點子」或「點子不斷流動」的例子，是在商業和醫學等各領域中解決創造性問題者所擁有的共同特點。結合施密丁優異的空間推理和藝術傾向，艾思瑞斯從一開始就處於外科醫師教育的前沿。艾思瑞斯的誕生是基於關節鏡檢查的出現，而當時已經執業的外科醫師還是住院醫師時，從來沒有接受過關節鏡檢查的訓練，因此現在需要一家公司能夠提供實用的教學來教育外科醫師，畢竟他們並不想要手中握有全新的科技時，只能擺出一臉尷尬、不理解的樣子。

向非醫療從業的讀者解釋一下，關節鏡手術是一套與現實視角完全不同的視察技術，其鏡頭末端裝有傾斜的鏡面，這使電視螢幕上的視角也會跟著有所傾斜。這就像第一次用儀表板上的後視鏡來倒車一樣，所有事物都是顛倒的，用了一輩子的雙眼在這時候顯得毫無用處。但隨著時間過去，我們會漸漸習慣使用這項科技，畢竟沒有任何一位愛面子的外科醫師想看起來像個傻瓜，或者更糟的是，在征服一項新科技的同時，也把他們的患者置於危險之中。

艾思瑞斯雖然仍是一家年輕的公司，卻開始舉辦工作坊，並生產出比競爭對手更優越的產品。二〇〇二年，當我在洛杉磯當運動醫學研究員時，我從艾思瑞斯獲得了一整套動畫版的手術DVD，這項教學道具比其他骨科植入公司都還積極地用心製作。有賴於施密丁的藝術感性，那套動畫看來所費不貲，但就我的估計，它也為我們的患者帶來了很大的好處。這同時也是一項偉大的商業決策，因為不同於艾思瑞斯，當其他外科醫材公司推出品質不優的教育課程，我總是感到迷惑不解。施密丁告訴我：「讓人們有所需要，就是產品成功的因素。」

艾思瑞斯於創業前十年在慕尼黑設有總部，最後全球總部落腳於佛州那不勒斯。成立十二年後，艾思瑞斯開始生產其第一項醫療植入物，也就是用於膝關節前十字韌帶重建手術的專用鈦製「介入」螺絲。這項產品引領了自一九九三年以來的植入物海嘯，艾思瑞斯在過去的二十五年間幾乎為人體的每個主要關節，開發了令人眼花繚亂的植入物系列——旋轉肌群修復、前十字韌帶重建、肩關節穩定、骨折處理、腳踝韌帶修復等超過一萬種植入物和科技，都可以應用艾思瑞斯所生產的裝置。

艾思瑞斯在運動醫學界占有主導地位，對我來說，當你收看NFL、NBA、MLB或NHL的比賽時，多少會看到運動員的身上帶有一個艾思瑞斯的植入物。我問施密丁自己對此作何感想時，他告訴我說：「一路走來，我感到很幸運。很明顯地，我為艾思瑞斯的創立和培育做好了充分的準備。我喜歡戰略、領導、服務和醫學……當面臨挑戰時，可以迅速看到腦海裡的解決方案。（在早期）當我們仍在苦苦掙扎的時候，正是我的求生意志和強硬的韌性使我們得以生存，我比以往任何時候都更加謙卑地工作，讓外科醫師能更好地治療他們的患者。」

我迫不及待地告訴施密丁自己基於多年的分析和計算的觀察。雖然有些醫療公司的年營業額很高，如通用電氣的醫療保健部門（不開發植入設備），但大多數醫療植入物的公司都會以一大票昂貴的品項（如髖關節植入物和心臟節律器）來增加收入。此外，在所有大型的骨科植入物公司中，負責公司營運的執行長們多半掌舵不到五年。其他主要的醫材公司則沒有一家是私營的，當然也不會由公司的創始人擔任執行長達四十年之久。

由於艾思瑞斯擁有數以千計的植入物，而且幾乎都是永久且不可溶解的，再加上施密丁史無前例的長久任期，過去二十五年來有令人難以置信的大批植入物被製造出來，這是一個極驚人的結果。地球上沒有第二個人親自負責過人類身上這麼多醫療器材的設計、製造與發布。隨著艾思瑞斯的產品廣泛分布在一百五十個國家，施密丁無論到哪裡都可能會碰到體內植入艾思瑞斯植入物的人。接下來我要在這本關於植入物革命的書裡提到一個人，他比起自己的同儕，影響了更多男男女女的生活，即便是施密丁都相形失色。

一八八八年十一月的最後一個週六，是一個寒冷、灰濛[4]的日子，耶魯隊正努力對抗普林斯頓大學，以保持完美戰績。耶魯鬥牛犬足球隊已經抵達紐約市的馬球場，他們在前十二場比賽中**平均每場得五十七分**，而且一整年都沒有失分。球員名單中包括赫費爾芬格（William Heffelfinger）和斯塔格（Amos Alonzo Stagg），前者後來成為第一位職業足球運動員，後者則會成為多運動領域的傳奇教練。

坎普（Walter Camp）站在一旁，並不知道往後歷史會將他視為美式足球之父，也不知道自己正在觀看有史以來最重要的球隊。和任何教練一樣，坎普此刻關心的只是眼前的比賽。美式足球的歷史甚至還不到二十年，雖然繼承自橄欖球，但如今已經顯然完全不同。這項運動的早期變化是坎普發明的，包括防線、四分衛的位置，以及達陣的系統。

耶魯原本決心實現一個完美的十三比零的賽季，但此時的比賽戰況卻極度膠著。儘管耶魯大學在今年的每一場比賽中都表現得相當出色，但這場賽卻打得非常吃力，球隊之間的競爭也十分殘暴。事實上，比賽的主持者（皆是哈佛畢業生）將普林斯頓的隊長考恩（Hector Cowan）逐出了比賽，因為他在賽中的行為過於粗暴無理。經歷這場比賽後，[5]他們現在覺得贏得十比零已經相當好運了，只想乖乖撤退到紐哈芬當傳奇的全國冠軍就好。

現在，試著把自己當成坎普：如果這時有人受了重傷該怎麼辦？你會倚靠團隊裡的醫師來進行檢查，並做出學生受到嚴重損傷的診斷嗎？

當然，在一八八八年還沒有隊醫的概念。人群中許多人可能不知道的是，才幾年前，坎普於一八八二年輟學時，其實只差兩門課的學分即可畢業。坎普後來在一份自傳式問卷中指出：「我本想在畢業後和一位外科醫師一起行醫，但他意外的死亡導致我離開醫學院，就此進入商界。」[6]他於一八八〇年獲得耶魯大學的學士學位，隨後在紐芬文醫學院繼續為足球隊效力，並擔任隊長。

另一個挫折發生在一八八二年——坎普在練習中傷到膝關節，從而結束了他的運動生涯。坎普的前十字韌帶或半月板可能就此撕裂，而在十九世紀末，沒有任何專為運動員設計的膝關節損傷手術。即使是相對輕微的膝傷，也會導致運動生涯的結束。

在大學美式足球的初創時期，受傷是很常見的，甚至偶爾還會發生死亡事件。到了一九〇五年，一些常春藤盟校暫停了美式足球活動，因為當年已有**十八名**大學生死亡，一百四十九起重大事故。[7]羅斯福總統親自召集坎普以及哈佛大學和普林斯頓大學的代表到白宮，以回應美國人希望廢除美式足球的要求。[8]一年之內，他們成立了美國校際運動聯盟（美國大學生體育協會的前身），並由坎普擔任規則委員會的主席。

耶魯與普林斯頓的比賽已是一百二十五年前的事了。坎普先生在當初有什麼醫療科技可以應用嗎？

什麼都沒有。

在進入現代醫學時代的一世紀前，當時的運動醫學和格鬥士時代幾乎沒什麼差別，只是比較強調食用肉類、賽後洗冷水澡，並在訓練室裡擦澡按摩罷了。一九〇五年，十八名大學生在沒有先進醫療的前提下，因為參與在這項暴力且基本上不受管制的運動中而身亡，實在不令人感到意外。

當一名球員**開放性**腳踝骨折時，他可能會面臨生死關頭。在普法戰爭期間，小腿骨折的死亡率為五〇％；而在一戰中，開放性股骨骨折的死亡率則是驚人的八〇％。不過不會有人擔心泰斯曼（Joe Theismann）在一九八五年那場近乎致命的週一晚上比賽中死去，也不會有觀眾會記得麥卡弗里（Ed McCaffrey）在二〇〇一年九月十日「週一美式足球夜」（就在九一一恐攻前幾小時）的比賽中，差點因相似的開放性脛骨骨折而死。

從一八四六年開始，陸續有在麻州總醫院的乙醚圓頂首次公開展示的外科麻醉，還有柯霍的實驗證明了細菌真實存在，以及李斯特開發了無菌手術讓手術變得更加安全；再加上二戰期間導入抗生素，使醫學從單純的觀察型科學轉向研究型科學，運動醫學終於能因此改變運動員的生活。

直到一九五〇年代，洛杉磯的面積每十年就會擴大一倍。隨著跨洲旅行變得越來越可行，克里夫蘭的拉姆斯隊決定搬遷至洛杉磯，以慶祝他們在一九四六年獲得了NFL冠軍。這是首次有主流大型運動團隊向美國西部移動，著實令人驚訝。至於等待著拉姆斯隊的，是一位熱愛社交的骨科醫師和一個悲慘的醫界祕密。

克蘭（Robert Kerlan）是明尼蘇達州艾特金鎮一名全科醫師的兒子，該鎮位在德盧斯以西大約一小時車程的距離。作為全明星高中的運動員，克蘭在十六歲時初次來到洛杉磯，並在加州大學打籃球。在加州大學洛杉磯分校工作一年後，他轉到南加州大學，同時也獲得一般大學和醫學院的入學資格。與許多有運動習慣的醫學生一樣，克蘭也步入了骨科領域，並在完成外科訓練後成為最早的骨科醫師，隨後便擔任職業體育團隊中的隊醫。在洛杉磯五、六〇年代蓬勃發展的每一場體育賽事中，他都有最好的座位。

克蘭醫師剛好在一九五八年洛杉磯道奇隊棒球出道日的前一日被錄用（在一九五五年贏得世界冠軍後，布魯克林道奇隊在一九五八賽季前向西部遷移並改名，傷了許多球迷的心，紐約巨人隊也是如此）。他為這支小聯盟棒球隊做了幾年的志工醫師，但情況後來變得不一樣了，洛杉磯道奇隊成為一支占據主導地位的球隊。他們十年來大膽的冒險精神與豐功偉業，促成了體育商業化的興起。然而，克蘭醫師的好運掩蓋了他患有僵直性脊椎炎的事實。

僵直性脊椎炎是脊柱發炎的疾病，會使脊椎不斷前彎，從原本的靈活變成一節一節又長又硬的竹子。這種疾病的病程相當緩慢且痛苦，患者的樣貌會變得相當怪異。一旦脊柱完全融合後，患者就再也無法抬頭向前看。最壞的狀況下會呈現禿鷹的姿勢；我甚至見過患者只能被迫向後走，才能看到自己的方向和位置，就像憂心忡忡的賽馬騎師一樣*。克蘭在他的整個執業生涯中都與僵直性脊椎炎對抗，但風趣的幽默感與積極的態度使他贏得了名聲。

僵直性脊椎炎是一種發炎性疾病，因此在治療上需要使用抗發炎藥物、物理治療和運動。一九六〇年代最常用的抗發炎藥物保泰松（Butazolidin），在比賽場上被稱為「布特」（Bute）。在一九六九年《運動畫刊》（*Sports Illustrated*）的一篇論文中，克蘭醫師描述了在貝勒（Elgin Baylor）、韋斯特（Jerry West）、張伯倫（Wilt Chamberlain）和賽馬騎師身上使用「布特」的經驗。包括克蘭自己也都常常服用布特和阿斯匹靈，還有另一位著名的南加州人也在服用保泰松，他的名字是柯法斯（Sandy Koufax）。

克蘭醫師繼續進行這種手術十五年，到了一九七〇年代初，他的殘疾已經非常嚴重，以致無法安全地在手術室中控制手術器械，最終被迫向疾病屈服。他毫不畏懼地堅持照顧道奇隊、湖人隊（一九六〇年抵達洛杉磯）、拉姆斯隊、國王隊和好萊塢公園的騎師們。而一直以來，他與馬修（Walter Matthau）和凱伊（Danny Kaye）等好萊塢演員，以及舒梅克（Willie Shoemaker）、張伯倫等體育健將都是感情甚篤的好友。看到他如此英勇地對抗疾病，沒有人會向克蘭醫師抱怨自己的疼痛。在一九六九年《體育畫刊》的一篇論文中，柯法斯說：「他自己的疾病比他大多數的患者都還嚴重得多，然而他總是玩得很開心……愛講笑話、逗笑別人，也喜歡被開玩笑。

* 譯注：賽馬騎師會在馬上蹲伏並彎下背部，好在競速中保持平衡與速度。

我一直喜歡當醫師的他，但更重要的是，我喜歡作為人的他。」

克蘭的臨床工作相當特殊且複雜，所以他急需尋求一位合作夥伴來幫忙。在骨科界真正承認運動醫學為一種專長之前，克蘭醫師於一九六五年招募了一位來自北卡羅來納州布恩、聰明且誠實的年輕人——喬貝（Frank Jobe）。

雖然喬貝將會因為與克蘭共同創立運動醫學領域，大大改變了運動產業，但他本人並不特別熱衷體育，當回答到關於自己的棒球實力時，他告訴我：「我從來就不是一位很好的棒球員，我後來意識到自己的才能在別的地方。」喬貝醫師在二戰中被應徵入伍，就此開啟了終身對醫學的興趣。他戰後在南加州接受所有的醫療訓練，並在洛杉磯市區開始自己的私營診所。

當克蘭醫師和喬貝醫師在一九六五年聯手時，成為兩種極端不同的天賦組合。克蘭醫師極佳的人際交往能力，與喬貝醫師對創新手術不可思議的見解，兩者相輔相成，簡直是醫學藝術與科學研究的結合；也是一方面深受疾病蹂躪和限制、另一方面雙手萬能的結合。克蘭—喬貝骨科診所誕生了，在這座天使之城*，簡直是天造地設的一對。兩人聯合起來組建成的工作單位，超越了任一人獨有的天賦。

克蘭醫師有說服一屋子人的天賦。當被問到克蘭醫師的話題時，我從未遇過任何人說過他的壞話。安德魯斯醫師（Dr. James Andrews）是當今世上毫無疑問的運動醫學之王，他七〇年代在喬治亞州的休斯頓診所工作期間，曾到訪洛杉磯探望克蘭醫師。當時的參訪給安德魯斯醫師留下了深刻印象，他告訴我：「克蘭醫師是個**真男人**！」而且說這話時還握著我的手，要我知道這句話有多麼重要。喬貝則是克蘭的好搭檔，以腳踏實地、實事求是的精神著稱。喬貝醫師對患者和手藝高度獻身，是難得一見的外科創新者、科學家以及有遠見卓識的人。相較於克蘭醫師這位有趣的社交熱衷者，喬貝醫師較講究學術研究，也不太崇尚「動手」實踐（但諷刺的是，正是喬貝醫師的「雙手」，改變了整個棒球世界）。

約翰（Tommy John）和你我一樣都是脆弱的人類，同時也是一名患者和傳奇球員。棒球迷會記得他曾是洛杉磯道奇隊、芝加哥白襪隊和紐約洋基隊的一員，他於一九七四年九月二十五日接受了歷史上最著名的手肘手術。在醫學領域，症候群和疾病幾乎以首先描述它們的醫師來命名（很少以疾病發生的地點命名，例如伊波拉或萊姆病）。像是眾所皆知的帕金森、亨廷頓[†]、霍奇金[‡]和馬凡[§]都是描述這些疾病的醫師大名，而不是用患者的名字來命名疾病。除了盧賈里格[¶]之外，患者的名字幾乎都會無一例外地被歷史抹除。但每位棒球迷都知道約翰，因為他與處理手肘受傷的極佳療法有很大的關係。

道奇球迷在約翰受傷前十年也見證了著名的左撇子球員柯法斯因手肘受傷而退隱的事件。

---

* 譯注：洛杉磯（Los Angeles）的名字來自西班牙文「天使」之意，故也有「天使之城」的美名。

† 譯注：亨廷頓（Huntington）醫師提出亨丁頓舞蹈症（Huntington's chorea），該疾病會出現漸進式的手足不隨意規律、快速舞動以及精神方面的問題。

‡ 譯注：霍奇金（Hodgkin）醫師提出霍奇金氏淋巴瘤（Hodgkin lymphoma），為一種淋巴細胞的癌變。

§ 譯注：馬凡（Marfan）醫師提出馬凡氏症候群（Marfan syndrome），症狀有身材高瘦、修長，主動脈和心臟容易出現問題。

¶ 譯注：盧賈里格（Lou Gehrig）是美國職棒大聯盟史上最偉大的一壘手，但於一九三九年罹患「肌萎縮性脊髓側索硬化症」，即「漸凍症」，亦被稱為「盧賈里格症（Lou Gehrig's disease）」因而退役。

柯法斯和約翰都未能接受手肘核磁共振影像（MRI）的檢查，因為這項檢查直到一九八〇年代才普及化。手肘韌帶撕裂（內側韌帶）只能仰賴臨床診斷（要靠動「手」檢查）。在一九七四年的賽季中受傷後，約翰知道自己再也不能投球了——他的傷勢並非大多數棒球隊醫如今看到的輕傷，而是手肘嚴重脫臼。

喬貝醫師在道奇球場檢查了約翰的手肘，一開始建議將這位左撇子球員的手臂放入石膏中一段時間看看。毫無疑問，喬貝醫師想起了柯法斯和一九六六年他自己運動生涯的崩毀。兩年前，喬貝醫師曾為約翰的左手肘動過手術，切除該部位的骨頭碎片，並認真做了手術復健，直到約翰恢復到極佳狀態。而現在，約翰又面臨了厄運，他的運動生涯可能就此終結。他們已經意識到石膏固定毫無用處，於是兩人坐在喬貝醫師的辦公室裡討論了重建手術。經過一個「晚上的思考」，約翰說：「來吧。」

約翰願意接受手術，這突顯出人們的心態發生了改變，願意將手術當成最終手段。然而，沒有外科醫師曾對手肘韌帶進行過手術。雖然職業運動員會認為迫使運動生涯結束的傷勢等同於死亡，但大多數運動醫學的手術都是常規手術，即那些就算沒有，也不太會影響生活的手術。約翰正在進入未知的領域，將他的肢體和事業完全交到喬貝醫師手中，而他也相信喬貝醫師有足夠的創造力和技術，來完成其他外科醫師做不到的事。

是什麼造就了一位偉大的外科醫師？從豪斯泰德到今日的名人，都有些必要的人格特徵讓英雄與凡人有所不同。多數的患者都沒有意識到，許多外科醫師（甚至大多數的外科醫師）都不是該領域當中最頂尖的人物。多數外科醫師的手都相當靈巧，但技術並非特別傑出。只有極少數醫療人員才是真正的創新者，他們在思考傷病時具有突破性的洞悉力。他們對解剖學有立體的理解——也就是你可以「感覺到」的那種。這是一種難以描述的概念，就像一個方向感非常強的人即便在黑暗、陌生的城鎮裡開車，他仍然知道回家的路。

非凡的外科醫師具有遠見、洞察力、沉著，以及熟練的雙手和（令人驚訝的）謙遜。**沉著**是比賽中最後拿到球的關鍵球員，所擁有的重要特質。當飛行員蘇倫伯格（Chesley "Sully" Sullenberger）在副機長從拉瓜迪亞起飛時就意識到飛機不行時，他只是平靜地說：「這是我的飛機。」他的副機長就按照規定回覆：「這是您的飛機。」每位飛行員、外科醫師和領導人在聽到這段故事後，都會點頭表示同意。在手術室大發脾氣的外科醫師（還不少），基本上就是無法承認自己在壓力下表現不好的事實，「大男人主義」實際上也只表示他們的精神無法承受極大的壓力。

洞察力使人能整合各學科教師和專家的教學，並試著應用這些觀念，靈活地解決關鍵問題。**熟練的手**——真正有天賦的手能自然地抑制顫抖，它強大而靈巧、擁有優雅且具敏感的觸覺，能做出快速而精確的動作。外科醫師該擁有的特質即帕爾曼（Itzhak Perlman）[*]和阿布拉姆（Norm Abrams）[†]的融合。而**謙遜**是其中最重要的。當另一位外科醫師在特定手術上更勝一籌時，你就該知道自己的能力極限在哪裡；當你犯錯時，也最好趕快承認錯誤。

---

* 譯注：為以色列裔美國人，世界級小提琴家、指揮家。

† 譯注：為美國木匠大師，作家和電視主持人。

最後，當今最好的運動醫學醫療人員都有一個共同點：與患者溝通時，都會用絕對正向的態度告訴他們「一切都會好起來的」。這通常還伴隨著安慰性地撫拍與嚴肅的保證。

對於那些有幸蒙受他庇蔭的人，喬貝醫師完美展示了以上這些特質。

一九七四年九月二十五日，這台極具開創性的手肘手術在森蒂內拉醫院進行，但很難知道四十五年前在加州英格爾伍德的手術室裡發生了什麼事。我有幸能同時認識喬貝醫師和約翰，我們也在一九八六年一份期刊中出版了一份詳細報告。《骨與關節外科期刊》（*JBJS*）是骨科界的聖經，儘管令人驚訝的是它花了十多年才發表〈運動員的尺側副韌帶重建〉（*"Reconstruction of the Ulnar Collateral Ligament in Athletes"*）一文，但喬貝醫師、史塔克醫師（H. Stark）和倫巴多醫師（S. J. Lombardo）為我們提供了關於一九七四年一些關於這場重要手術的有趣八卦。通常，醫學期刊的論文讀來味如嚼蠟，甚至病例報告也只會提供一些無關患者個資的無聊資訊。但在這篇論文中，我們發現一號案例是一位二十九歲的職業棒球運動員——這顯然就是約翰。

這篇論文介紹了他從一名十二歲的小聯盟投手開始，在職涯中一路受傷的臨床資訊。令人驚訝的是，約翰成為職業球員後的八年內，注射了二十五次的類固醇。在一九七二年清理手肘的碎片後狀態恢復良好，並在一九七四年度過一場很棒的賽季，勝負場數從十三比三開始。約翰於七月投出切球時，開始感到劇烈疼痛，覺得手肘出現斷裂並提早退場。論文裡還有一張標記為「一九七四年」的壓力性骨折的X光，也很明顯就是約翰的影像。

喬貝醫師幾年前向我吐露，這項開創性手術是按常規完成的，並沒有事先在大體的手臂上練習，也沒有以生物力學測試科學地證明其優點。對於一名年輕的外科醫師來說，手術的成功是驚人的啟示，且進一步證明了喬貝醫師是位勇敢的創新者。

在治療小兒麻痺症的案例中，手部的開創性手術已經證明，將手的某部分肌腱轉移到另一部位是有效果的，藉此部分癱瘓的腿或手臂就可以恢復功能。這種手術的開拓者是佩里醫師（Dr. Jacquelin Perry），她在洛杉磯市區的蘭喬洛斯雅谷醫院工作了幾十年，是喬貝一輩子的好友。所以喬貝醫師會想到要從約翰的右手臂取下一條幾乎喪失功能的前臂肌肉肌腱（掌長肌），將它移植到左手肘是可理解的。令人驚訝的是，身體會自行感知到新放進來的肌腱，並幫助它找到屬於自己的新家，然後開始讓血管快速生長進去，使這條肌肉得以活過來（從生物學和生物力學的意義上）。

在這篇論文中有一系列圖表解釋這項革命性的手術，並詳細說明手術所使用的科技。鑽孔會精準放置在肱骨和尺骨之間，再將新的肌腱準確植入（到公厘），塞進鑽孔的韌帶將得以複製撕裂韌帶的功能，而手肘側韌帶只有約一英寸長。細部的生物力學研究（現今）已經表明，對投手來說尺側副韌帶（UCL）的哪個部位很重要，而答案就是尺側副韌帶前端的前束區段。

當約翰從手術中醒來時，他笨拙地試圖重新感受自己的右臂。早在兩年前，他就做過左肘手術，現在又於**右手**臂的韌帶進行重建。[9] 喬貝醫師告訴約翰有兩種術後可能：再次進行簡單的清理，或是進行全新的重建手術。然而，當道奇王牌在術後「感覺」到自己的右手臂綁上了繃帶，他知道他們締造了歷史。

喬貝醫師告訴約翰，他重返賽場的機會只有百分之一。冒險投入比賽猶如不綁上帶子就在太空漫步，然而約翰卻在術後成功回到賽場，並贏得了比以往更多的比賽。「湯米・約翰手術」是現在運動醫學中最可靠的手術，回到賽場的機率至少有八〇%。這天才的一擊拯救了數百名球員的運動生涯，因為任何一支大聯盟球隊的隊上都有無數像約翰這樣的「倖存者」。[10]由於約翰的手術幾乎完全是常規手術，且只會在菁英棒球運動員身上進行，在某些方面也代表植入物革命的最終樣貌——外科醫師現在會對為娛樂大眾與大筆經費而打球的運動員進行手術重建。

一九〇三年十二月十七日，如果你剛好在北卡羅來納州基爾魔鬼山（基蒂霍克以南）揚著海風的沙灘上散步，你可能會發現萊特兄弟正用他們的飛行器創造歷史。你可能無法相信自己親眼所見的事物，但人類飛行的意義要到充滿乘客的飛機進行長途旅行之後，人們才會開始產生共鳴。同樣地，如果你在一九七四年九月二十五日，身處洛杉磯森蒂內拉醫院的手術室，你可能會好奇地看到約翰正躺在手術臺上。在數百名棒球運動員和菁英「頂級運動員」透過「湯米・約翰手術」來改善自己運動生涯（和生活）之前，你無法得知這項手術對棒球和運動醫學的意義。雖然運動醫學有許多起源地，但只有在你瞭解這種脈絡後，才會感激自己曾見證那些特殊時刻——見證大師發展才能、謙虛的先驅創立了運動醫學。

第19章 算算這影響有多大

植入物革命有什麼影響？要瞭解全球醫療器材的普及程度，需要全面核算成本、考慮手術次數，並列出每年植入的設備總數量。

打開電視的各種政治辯論會，你會聽到關於「龐大、低效的」美國醫療系統的各種評論，之所以會被這麼說，都是與醫療支出「失控的費用」有關。這種對成本的關注極為重要，特別是因為 Medicare 的支出，被視為美國公民應享權利的龐大、直接或**強制性**支出的一部分。二〇一六年，美國政府在 Medicare 上花費了六千九百二十億美元，比二〇一五年增長了九%。[1]

重要的是，「低效」可能與「昂貴」不太一樣。我們會因為現代噴氣式飛機需要更長的跑道，而譴責建造（和重建）市立機場的花費嗎？我們是否會抱怨與祖父母的收音機相比，視覺上令人驚嘆的 LED 平板電視所需要的新成本？當然，我們都會抱怨公共和私人生活中的各種花費，但我們還是很樂意支付家庭式 WiFi、智慧手機和咖啡店得來速，我們都無法想像沒有這些現代化的便利，該如何生活。

真正的問題是，我們到底願意為醫療保健支付多少費用？正如第十二章所概述的，沒有一位國會議員能猜到一九六五年的科學家和醫師們正在醞釀些什麼。一九六七年，也就是實施Medicare和醫療補助的第一年，聯邦政府用於醫療保健服務和用品的總支出不到一百億美元，其中只有五十五億美元用在醫院照護上[2]（二〇一五年為三百八十四億美元）。[3]誰能想到在半個世紀後，聯邦政府每年用於醫療保健的支出會增加一七〇〇％？在過去五十年中，癌症、心臟病和關節炎的治療結果都有了顯著改善，但問題依然存在，我們又願意支付多少費用？

一些評論醫療保險的人列舉了有如世界末日的事件——認為有一天，比起貸款，我們會花費更多錢在醫療保險上。他們甚至承認了沒有保險的美國人與弱勢族群遭遇的悲劇，提出難道我們不應該把身體的健康看得比房子重要嗎？所幸我們沒有要深究背後的數學，也許我們能暫時放下對價格上漲的憤怒，來看看過去七十五年我們走了多遠。

現在我們將整理一下植入式醫療器材的表格。實現這一目標最簡單的方法就是按照專科分類，但由於沒有國家登記的資料，這因此會是一項龐大的計算工作。計算的數據將整合美國聯邦政府的資訊與產業報告，而兩者都需要購買報告資料和諮詢專家。

我們可以根據植入物的壽命（臨時與永久）和結構組成（有機、生物、塑膠、金屬和電子）對植入物進行回顧。存在於人類中的每一個植入物，都可以拆分為這些項目的某種組合。另一種對植入物進行分類的方法，是基於其功能——植入物可用於**修復**、**重建**、**置換**、**穩定**、**恢復**、**填充和電刺激**。不過，這只是我個人主觀的分類，是以概念性的方式來呈現，而不是客觀的分析。

修復意味著將組織重新調整，例如將撕裂的皮膚邊緣縫合在一起，或是像修復旋轉肌群那樣將肌腱邊緣連接到骨頭。修復幾乎都需要使用縫合線，而且往往需要永久縫合並永遠留在體內。心臟手術和修復內膜瓣膜（左心房和左心室之間）都涉及大量的永久縫合，而且很多時候會使用永久的加強網膜進行瓣膜環狀成形術。

重建則包括將新組織植入特定區域，並期望身體（奇蹟般地）能做出以下反應：一、不產生組織排斥；二、透過接受組織並將其整合到附近的結構中進行微觀反應；三、在功能上調整組織，以發揮先前組織原有的作用。世界上最常見的重建手術是前十字韌帶重建術，其中患者（或大體）的肌腱會被植入患者的膝關節，癒合後便能重新作為穩定膝關節的重要韌帶。

置換手術包括完全更換磨損或患病的身體部位與植入物，目的在恢復功能。例子包括關節置換，會將關節炎的骨頭表面與磨損的軟骨，更換成金屬或陶瓷零件；或是心臟瓣膜置換手術，其中生病或畸型的瓣膜會被動物（豬或牛）的瓣膜或金屬植入物取代。置換手術不僅可以恢復以前失去的功能，還可以延長壽命，顯著改善病患的生活。

穩定手術涉及在癒合恢復的過程中植入支撐身體的設備。穩定手術與修復手術的不同，在於附加結構（如金屬板和螺絲）會配置在生物癒合區域附近。嚴重的錯位型骨折會用創傷套件在內部刻意固定住，使骨頭末端慢慢結合在一起。同樣地，脊髓融合術也是透過將椎骨與大螺絲和支撐柱連接起來，實現連續結構的融合。在正確的條件下，這種類型的融合是非常好的，只有當結構夠穩定，細胞才能跨過裂縫，並癒合得更加穩固。

恢復手術是當身體無法自行恢復原有功能的時候做的。例如當心臟因為傳導電訊號的神經出了問題，失去自有的節律能力且無法使用藥物或非手術方式治療時，就會進行這類手術。植入心臟節律器能夠恢復心臟的正常節律——這是一個相當偉大的現代奇蹟。另一個最近的奇蹟是腦深層電刺激，手術會精確地將電極放在大腦的許多微小區域，用來抑制或是刺激情緒。震顫或癲癇發作將會減少（甚至完全消除）；這項技術也用於增強記憶、治療憂鬱，甚至或許可以治療阿茲海默氏症。

填充手術和其他類型的整形與美容手術並不用來強化功能，而是用永久植入物改變外觀。例如在接受乳房切除術後執行的隆乳手術，究竟是填補還是恢復原有外觀？這條界線一直以來都模糊不清。

事實上，在所有類別中，那道界線向來都模糊不清。例如，耳蝸植入物能用於恢復聽障者的聽力，但這是一種恢復手術還是置換手術？當心臟支架準確地被放進冠狀動脈中，這是一種填充手術還是恢復手術？無論是哪一種，植入物都有力地促進醫師的治療。正如培根四百年前所夢想的：「讓我們期盼……人類的春天到來，這一系列的發明和競賽，可以在某種程度上克服人類的需求與不幸。」此刻，正是這一系列發明蓬勃發展之時。

骨科醫師比任何其他專科醫師都更容易植入更多的設備，例如肩關節、手肘、手腕、手指、髖關節、膝關節、腳踝和腳趾的人工關節置換術，加上脊柱融合、骨折處理、修復肌腱和韌帶。在美國，每年至少有數百萬檯的相關手術。史密斯—彼得森在一九三八年於波士頓進行髖臼杯人工關節置換術之前，美國幾乎沒有金屬植入物；是在十年後，植入率才緩步上升。直到一九五〇年代，美國、歐洲和日本的骨科醫師才開始進行人工關節置換術。到了一九六〇年代，植入物革命也才會全面爆發。

關節置換術

正如本書其他篇幅所提到的，美國沒有人工關節登記系統，因此對人工關節置換的數據，是基於商業和政府預估的數量。最可靠的預估數據在全國住院患者樣本（NIS）中，「這是美國最大的住院給付資料庫，收錄了七百萬筆住院紀錄。」[4] 全國住院患者樣本是醫療成本與利用專案（HCUP）所收集的最大資料庫，由醫療照護研究及品質機構（AHRQ）贊助，本身作為美國衛生及公共服務部（HHS）的一部分，與其他部門如美國國家衛生研究院（NIH）、疾病管制局（CDC）、美國聯邦醫療保險和補助服務中心（CMS）以及美國食藥局相比，它的預算很少。全國住院患者樣本大概只有取得約二〇%的出住院紀錄，因此必須對數據進行推測，才能得出全國的估計值。

一九六九年三月十日，考文垂醫師（Dr. Mark Coventry）在梅約診所，進行了美國第一例經美國食藥局批准的髖關節完全置換手術。當考文垂正式植入美國第一個髖關節時，查恩利已進行了近十年的「現代化」髖關節完全置換。道爾盾於一九七六年慘敗後，美國食藥局對醫材的審核變得更加嚴格，一九七六年的醫材修正案（修正一九三八年的《食品、藥品和化妝品法》）大幅強化了聯邦政府對醫療器材的監督。

在一九六五年《聯邦醫療保險法》通過時，美國還沒有人進行過髖關節完全置換手術。由於醫療照護研究及品質機構直到一九八九年才成立，因此在一九九〇年代之前，關於髖關節置換有多少案例的數據很少。在梅約資料庫（一九六九年置入第一個髖關節後開始）中，存有關於該院執行關節置換案例的精確數據。從一九六九至二〇〇〇年，身為世上執行關節置換手術最多的醫院，他們總共執行了三萬五千一百六十七次髖關節置換手術。[5]儘管這個數字起步緩慢而後才迅速成長，但每年平均也有一千多例人工髖關節手術。因此，過去這幾十年所發生的事情是極為偉大的。

在醫療照護研究及品質機構的全國住院患者樣本中，一九九七年全美總共有二十九萬零七百例的髖關節置換。到了二〇〇〇年，美國更換了三十多萬個髖關節；二〇〇五年，則有三十八萬三千五百人。二〇〇七年，《骨與關節外科期刊》曾基於美國不斷變化的人口結構與人數（例如戰後嬰兒潮族群的變化），對人工髖關節和膝關節置換的總量進行了研究。我預測，到了二〇二〇年，將有三十八萬四千例初次髖關節置換手術，以及六萬七千六百例再置換的髖關節手術。[6]二〇三〇年，這一數字將增加到每年五十七萬二千次初次髖關節置換，以及九萬六千七百次髖關節再置換手術。根據預測，二〇三〇年髖關節手術的總量，將比二〇〇五年增加一三七%。如今重讀這篇二〇〇七年的論文，相當驚人的是二〇一四年的真實數據，其實遠超過預測。

醫療照護研究及品質機構在二〇一七年十二月發表的統計簡報〈二〇一四年美國醫院住院期間手術室流程總覽〉指出，二〇一四年有五十二萬二千八百次髖關節置換手術（甚至不包含另外近三十萬次髖關節骨折手術，這些手術通常也會採用部分或髖關節完全置換來進行治療）。[7]因此，在二〇一四年，至少有五十二萬二千八百名髖關節置換者，已經比《骨與關節外科期刊》預測二〇二〇年的四十五萬一千六百名髖關節置換者高出了一六%。即使是最精明的統計學家也都預測失準，總低估了日常手術帶來的衝擊。

二〇一四年，在六十五歲及以上的患者（其中近一〇〇％有醫療健康保險）當中，有三十一萬五千四百例髖關節置換手術，使得髖關節置換手術在這個年齡層成為第二大常見的手術。[8] 關節置換手術的住院治療費用在全美位居第三高，平均每次住院費用超過一萬七千美元，占美國醫院住院費用的五％以上。可以看出，心臟節律器手術的成本是髖關節置換手術的兩倍，心臟瓣膜手術的成本是髖關節置換手術的三倍，但由於這些手術比較少見，整體成本都比髖關節手術來得低。因髖關節置換手術而住院（不包括門診治療和照護）的總費用就超過八十億美元，本身已超過一九六七年全美所有醫院照護的醫療保險預算。這一切都是在查恩利爵士手下、英格蘭西北部蘭開夏郡的一個小工作坊開始的，而現在已成為人類最有效的介入治療手段。就在你閱讀本書的同時，人工關節置換手術每年已在美國執行了近一百萬次（如果將用於骨折和關節炎的案例也加進去的話）。骨科有句老話說：「人們經由子宮獲得生命，但有了髖關節，才得以存在。」感謝查恩利，這句話已不完全正確。儘管簡單用包巾固定骨折是更便宜的處理方式，但這樣並不人道，當然也不是最好的治療。

膝關節完全置換術的數量更加嚇人。膝關節置換手術是美國第二昂貴的手術，二〇一四年的總花費將近一百二十億美元。[9] 事實上，前六種最常見的骨骼肌肉手術，就占了美國所有住院患者總費用的四分之一，在二〇一四年的數據中總計四百一十二億美元。[10] 二〇一四年，全美手術室共進行了七十二萬三千一百例膝關節置換手術。[11] 前面提及那篇二〇〇七年在《骨與關節外科期刊》上的文章也預測，二〇二〇年將會有十六萬四千一百例膝關節完全置換術（其中有將近七％為再置換手術），到了二〇三〇年將有三十七萬四千九百例的膝關節完全置換手術（其中有二十六萬八千個估計為再置換手術）。[12] 根據二〇一四年醫療照護研究及品質機構的數據，其中膝關節完全置換術的平均費用為一萬六千三百美元，二〇三〇年僅僅膝用於關節炎的治療費用就高達六百一十億美元。

肩關節置換術在過去十五年裡高速成長，與過去半個世紀裡的任何其他關節都不同。尼爾一開始的部分關節置換術，在五〇、六〇年代幾乎沒有變化，到了八〇、九〇年代，仍然只有一小部分的骨科醫師進行肩關節完全置換手術。整個一九九〇年代，關節盂植入物的設計幾乎沒有改變，但在世紀之交，歐洲和美國幾家骨科植入物製造商，紛紛提出大幅改變形狀和風格的設計。到了二〇〇六年，肩關節置換手術的總量終於超過部分肩關節置換手術，這一趨勢至今還未停止。

二〇〇四年三月，就在美國食藥局批准**反置式**人工肩關節系統的短短幾年內，肩關節完全置換的數量翻了一倍。三段式的設計大大改變了（並改善）骨科醫師處理關節炎、旋轉肌群撕裂、骨折和曾經失敗的肩關節手術方式。毫不意外地，自從十五年前推出反置式人工肩關節系統以來，使用數量呈指數級增長。二〇一一年，共有六萬六千四百八十五次肩關節植入手術，這本書出版的時候又增長了五〇％。[13]

肘關節置換手術可能需要完全更換每個關節面，或簡單更換橈骨頭部就好。在美國，每年約有五千八百例肘關節完全置換手術，其中有九千二百例為單純的橈骨置換。合併在一起，美國每年有將近一萬五千名患者在手肘植入某種類型的金屬植入物。

與髖關節和膝關節置換手術相比，腕關節和踝關節的置換手術相對較少。比起髖關節和膝關節置換手術每年有數十萬例，美國每年的腕關節置換手術可能少於四百例。[14]二〇一四年，部分和完全腕關節置換手術的總和僅為二千例。[15]二〇〇〇至二〇一〇年，踝關節完全置換術的數量增加，估計在十一年內有一萬三千一百四十五例。[16]二〇〇六年以後，踝關節完全置換手術有所增加，但美國每年還是不到二千例。踝關節融合術比置換術更為常見（可能是六倍之多），這種手術需要大量的金屬螺絲、骨板和支柱。我們可以合理推論，在美國每年有一萬多名患者因嚴重的腳踝問題，需進行重大的植入手術。

骨科產業分析公司 SmartTRAK 認為，美國二〇一四年約有一萬六千次手指置換手術，以及一萬二千次的腳趾置換手術。[17]

總之，在二〇一四年（我們手上的數據最可靠的那年），全美共做了五十二萬二千八百次髖關節置換術、七十二萬三千一百次膝關節置換術、九萬次肩關節置換術、一萬五千次手肘置換術、一萬六千次拇指和手指置換術、一萬二千次腳趾置換術、二千次腳踝置換術和二千次手腕置換術。**二〇一四年，美國所有人工關節置換的總人數為一百三十八萬一千三百人**。有一小部分患者甚至在一年內接受了多個關節置換，所以我們不能說有一百三十八萬一千三百位美國人在二〇一四年接受了關節置換手術，但如果美國有自己的人工關節登記系統的話，我們產出的數據就會很準確。在本書出版的時候，這數字將增加到**每年**大約二百萬次，到了二〇三〇年，**每年將增加四百萬次**。

脊髓融合手術是美國最昂貴的住院手術。雖然脊柱手術的數量大約是膝關節置換術的一半，但平均花費卻幾乎翻了一倍。二〇一四年，有四十一萬三千二百名住院患者接受了脊柱融合手術，幾乎所有這類手術都需要金屬螺絲、骨板和／或支撐棒。[18]雖然脊椎融合手術或移除椎間盤的脊椎手術，名列最昂貴手術第十五名（總計花費二十三億美金），但這些手術幾乎不需植入任何裝置，所以並非植入物的相關數據所關注的範疇。儘管如此，脊柱融合手術的成本還是非常昂貴，占二〇一四年全美外科總花費的七％以上。[19]由於現在有許多脊椎手術甚至會在門診中進行，因此前面提到的四十一萬三千二百例脊椎手術，應該遠遠低估了實際數字。根據業界的追蹤數據預估，二〇一四年有使用消耗性醫材（螺絲、骨板等）的**脊柱手術數量為七十七萬八千一百八十次**。[20]其中約三分之一（十五萬五千九百人）落在六十五至八十四歲之間，意味著Medicare在脊柱融合手術方面支出了約四十億美元，更不用說在脊柱受傷的非手術照護所付出天價的醫療成本，還有這些「腰酸背痛」的美國勞工所損失的生產力。[21]

外傷

處理骨折通常不是非手術的介入治療（如石膏固定、夾板和吊索），就是透過開放性復位和內部固定來處理。「內部固定」需要骨板、螺絲、骨釘或縫合錨釘。身體裡的每一根骨頭都有某些特定類型的骨折，因此最好以植入裝置進行治療，而不是動手術犧牲掉肢體原有的某些功能。聰明的外科醫師知道哪些骨折可以用石膏固定、哪些則需要手術。因此，以下數據主要是針對需手術治療的骨折中，以植入裝置進行處理的手術。

上肢骨折的固定，包括鎖骨、肩關節、手肘、手腕和手指植入裝置，在二〇一六年總共進行了三十五萬零三百八十八例手術。[22]每年增加約二萬五千例，以此回推二〇一四年應該有三十萬例植入內部固定的手術，看來還算合理。二〇一六年，共進行了一百八十六萬二千一百三十四次下肢的內部固定手術。假設過去十年中，內固定手術每年增加約六%，那麼二〇一四年總共執行了一百六十二萬七千九百二十四例在下肢植入內固定的手術，其中包括脛骨與股骨骨折、腳踝骨折、骨盆和髖關節骨折以及足部骨折。[23]**二〇一四年，美國總共有約一百九十二萬八千例四肢骨折的手術**，這還不包括上述的脊柱固定手術。預計到了二〇二〇年，每年將有三百萬起內固定的手術，多數是老年人口中髖骨和腿部骨折的案例。

運動醫學

運動醫學這項特殊專科，最初是從幫美式足球運動員重建膝關節開始的。如今，運動醫學的手術在做關節及韌帶的微創手術時，多半需要運用到關節鏡。這些手術通常包括複雜的手術程序，最值得一提的就是膝關節半月板修復和前十字韌帶的重建。因此手術的次數將遠低於實際執行的手術程序之數量。因為本書重點在於植入物革命的影響，而且因為我更在意美國在一年內有多少患者會將植入物植入體內，因此這些複合式的手術程序只會被算為一次手術。這對於醫材產業（尤其是骨科運動醫學產業）來說，一直都是項艱鉅的統計任務。沒人知道確切的數字，得要透過交叉參照多個來源，像是產業報告、醫學文獻期刊、保險資料庫，以及各州和聯邦機構資料庫，才使數據變得可靠一些。

前十字韌帶重建手術用來穩定膝關節，通常會在門診手術室中以自費方式進行。最近的研究發現，在過去十五年中，前十字韌帶手術的發生率顯著提高。一九九四年，手術比率每十萬人當中只有三十三人；[24]二〇〇四年增加到每十萬人中有四十．九人；[25]二〇〇六年則進一步增加到每十萬人中有四十五．一人。[26]這十年來的數據顯示，平均每年有將近十三萬四千四百二十一次前十字韌帶重建手術。據美國人口普查局估計，二〇一四年七月四日，全美有三億一千八百六十四萬六千二百七十五人，[27]而我將用這些數據來計算本書的手術數量。即使平均每十萬人有四十五．一人的比率看似沒有增加（雖然不太可能），但預估二〇一四年總共進行了十四萬三千六百八十九次的十字韌帶重建手術。然而，如果與那些「業界知情人士」進行的市場分析相比，這個數字就顯得太低估現實了。二〇一六年，有四十九萬三千三百二十八次膝關節韌帶重建（包括三萬四千零五次多韌帶重組手術）。[28]膝關節韌帶修復的複合年增加率為三．九三%，二〇一四年進行了四十五萬五千六百次膝關節韌帶重建，是十年前的醫學文獻所預測的三倍。

每年有超過五十萬次的膝關節鏡手術，會切除部分或全部的膝關節半月板。二〇一四年，有四十一萬六千四百次膝關節半月板的修復手術，以及二千二百例半月板異體骨移植手術。[29]令人驚訝的是，這四十一萬八千六百次涉及植入設備的手術中，修復半月板幾乎與修復旋轉肌群肌腱一樣常見。

修復旋轉肌群肌腱是一種相當常見的手術。據估計，二〇〇六年修復旋轉肌群肌腱手術的發生率每十萬人中有九十八人，[30]如果我們認為這一比率並沒有特別提高，那麼二〇一四年預計有三十一萬二千二百二十八例修復旋轉肌群肌腱的手術。然而，最近的研究顯示，修復旋轉肌群肌腱手術的發生率正驚人地成長，二〇〇〇至二〇〇七年佛羅里達州的修復旋轉肌群肌腱手術發生率上升了三五三%，紐約州的修復旋轉肌群肌腱手術發生率，從一九九五至二〇〇九年增長了二三八%。隨著嬰兒潮世代剛達到Medicare給保的年齡，而且有許多證據顯示，這年紀的旋轉肌群肌腱容易撕裂，未來手術量可能會有爆炸性的提升（這些手術都需要使用植入物）。旋轉肌群肌腱修復手術自二〇〇六年以來（相對地）小幅增長了六〇%，造就了二〇一四年有五十萬件的案例，而每個骨科的從業人員都同意我們已達到了這個手術量。

肩關節的穩定手術通常在門診中進行，因此全美住院患者樣本數據並不適用。利用商業資料庫，我計算了大量人口（超過美國人口的十分之一）的傳統和關節鏡的肩關節穩定手術量。從這些數字推斷，二〇一二年肩關節穩定手術每十萬人中有三十．七起，當年全美約有九萬七千九百二十八次手術。[31]在五年內（二〇〇八～二〇一二），每十萬名患者中就有一名患者接受手術，二〇一四年可能有十萬起肩關節穩定手術，所有這些手術都需要植入多種植入物。

直到一九九〇年之前，根本還沒有人會使用關節鏡來修復髖關節的軟組織，但這是自二〇〇〇年以來運動醫學增長最快的部分。二〇一四年，美國約有十萬次髖關節修復手術，所有這些手術都需要植入某些永久性裝置。[32]

軟骨植入手術有可能會在患者身上的其他部位取下一塊（或全部）軟骨，藉以植入受傷的部位，或從另一位患者（稱為「異體軟骨」）的進行植入。二〇一六年，共進行了一萬五千四百五十二例從死亡的捐贈者身上，將軟骨捐贈到另一名患者身上的置換手術。[33]未來估計手術量年增長率為一〇%，因此有理由預估，到了二〇一四年，會發生一萬二千五百次此類的軟骨植入手術。

今日，在人體的每一個特定骨關節上，都進行了無數的軟組織手術——從小腳趾到胸骨的胸鎖關節。綜合起來，這些案例都已接近幾十萬起手術。二〇一四年，如果你將前十字韌帶重建手術、修復旋轉肌群肌腱手術、半月板修復、肩關節穩定手術、髖關節手術和軟骨植入手術的總和相加，美國市場總計有二百萬起手術。

骨科小計

二〇一四年，按專科分類的手術總數為：

運動醫學：二百萬例
骨折手術：一百九十二萬八千例
人工關節置換：一千三百八十一萬三千例
脊椎手術：七十七萬八千一百八十例

二〇一四年，全美骨科相關與脊椎手術總量為六百零八萬七千四百八十起手術。

心血管

心臟、肺和主要血管一般是由胸腔外科醫師、心臟專科醫師和血管外科醫師處理。在發明血管造影之前，心臟專科醫師很少進行手術。但隨著微創科技的改善，心臟專科醫師每年進行更多的介入性治療，其中有些手術進行的方式神奇地令人難以置信。

胸腔外科醫師專門進行「開胸」手術，例如冠狀動脈繞道移植手術（CABG）、瓣膜修復或置換、肺切除術和主要血管的治療。雖然許多肺部手術都是「通過胸腔鏡」進行，或是使用內視鏡設備與小型切口，然而傳統多數的心臟手術都是通過開胸手術進行，會用鋸子切開胸骨，將胸廓用金屬的曲柄裝置打開（可怕）。心臟和周邊器官就這麼一覽無遺，讓外科醫師的手和各種裝置可以直接介入。

瓣膜手術最常見於主動脈瓣，其次是腹腔瓣膜。[34]最近的分析發現，單一瓣膜手術（在單次手術中只對一個瓣膜進行手術）發生的機率為八九%，而一一%的心臟瓣膜手術，才是修復瓣膜或更換瓣膜（最常見的是主動脈和二尖瓣同時進行）。[35]

三尖瓣手術就像其他所有的瓣膜手術一樣，多半是修復或更換。三尖瓣的瓣膜置換手術在美國每年進行約一千次，其中一半以上會同時進行另一個心臟手術。[36]

在受損的三尖瓣治療上，現在有個明顯趨勢是盡可能地修復，而不是直接把它們換掉。對於那些不得已需要接受瓣膜更換的人，會盡可能地用異種移植（所謂的「生物假體」動物性瓣膜）組織移植，以取代人工心臟瓣膜；這是一個必然的趨勢。[37] 對於修復瓣膜的情況，則會使用永久縫合線和強化植入物；因此，修復或更換瓣膜也涉及了人工醫材的植入。二〇〇五年，美國共有一萬六千九百九十七例更換二尖瓣的手術，幾乎都是修復或更換手術。

另外，二〇〇五年有二萬八千三百六十例主動脈瓣手術，其中九七％是更換瓣膜手術，三％是修復瓣膜手術。幾乎所有更換的瓣膜都是生物假體，人工瓣膜（金屬）的手術逐年減少。此外，與其他瓣膜手術一樣，同時治療多種結構的問題也是一種趨勢，患者在更換主動脈瓣時，同時也更換胸主動脈的比例也有所增加。最近一項研究顯示，二八．五％的先天性雙葉性主動脈瓣（這是一種先天畸型）患者接受了胸主動脈手術。從一九九八至二〇〇八年，這個數字又增加了三倍，同時成本也從一億五千六百萬美元增加到十二億美元，增加了七倍半。[38] 發表本文的哈佛醫師已證實，這是能有效改善死亡率的方式。這項研究同時也反映了外科醫師在態度上小小的變化，如何導致成本和裝置的數量迅速地膨脹。

根據這篇最新的期刊論文，這位作者至少從十年前，就試圖破解每年到底在患者身上進行了多少次瓣膜手術。最近一次統計美國心臟外科醫師的臨床數據，已經是在二〇〇七年的事。在二〇一一年的一份期刊中，利用胸腔外科醫師協會（ＳＴＳ）資料庫，發現在二〇〇三至二〇〇七年的五年當中，共進行了二十九萬二千五百四十三次的瓣膜手術。簡單計算一下，這樣平均每年產生五萬八千五百零九次手術；這也呼應了前面提到的數據。在二十一世紀初，每年約有四萬五千例單一瓣膜手術，至少還只有一萬多例多重的瓣膜手術。令人難以置信的是，在短短的十年內，這一數字在二〇一**四年增加了兩倍，達到十四萬三千五百例**，[39] 隨著嬰兒潮世代剛達到瓣膜手術患者的平均年齡（六十七歲），[40] 瓣膜手術可望快速增長。

冠狀動脈繞道術是最常見的開心手術，二〇一四年有二十萬一千六百起手術。[41] 在過去的十五年內，冠狀動脈繞道術的比例已逐年下滑，主要理由是因為現在的心臟專科醫師會盡可能從「經皮」* 的方式，或是從胯下將心導管穿進股動脈，來解決更多的心臟病。現在看來心臟專科醫師未來將會繼續使用更多微創技術，即便這些技術看來有些大膽、不太可能，甚至有些危險。冠狀動脈繞道手術的原理是植入一條患者自己的血管（腿部的大隱靜脈或胸壁的小動脈），來「繞過」堵塞的那條動脈。一般會用聚合物製成的永久縫合線，將血管縫合在應有的位置。雖然縫合線不是手術要植入的主要裝置，但如果沒有聚丙烯縫合線這種現代化的聚合物植入物，就很難執行冠狀動脈繞道術。

心臟節律器在六十年前第一次問世，已位居最昂貴的住院手術第十一名。二〇一四年，全美住院總費用為二十八億美元，但如今有許多的心臟節律器，在門診手術室就可以進行安裝。[42] 假設放置心臟節律器的比例沒有進一步增長（這不太可能），二〇一四年心臟節律器放置的數量大約會是十九萬日千三百四十六例。庫茲（Steven Kurtz）和他的同事已經證實，植入式心臟除顫器（一種能感應心律不整，並自動使心臟恢復正常節律的裝置）的比率，已接近所有節律器的四〇%。[43] **二〇一四年，美國可植入式電子心臟設備的總數量估計為二十七萬二千台**。歐洲心臟病

* 譯注：指各種微創的手術方式。

學會在二〇一五年的一項研究顯示，二〇一三年在整個歐洲地區植入約五十萬零四百一十一台心臟節律器，以及八萬五千二百八十九台植入式心臟除顫器。[44]將這些全部都算進來的話，全球市場每年植入心臟的電子裝置絕對超過一百萬台。

冠狀動脈支架是微小、可張開的圓柱形裝置，由金屬（最近也有用聚合物）製成，可以撐住冠狀動脈。即便人類使用冠狀動脈支架已將近半個世紀，有時還會因其潛在過度使用，而面臨嚴格的審查。一開始的支架純然由金屬製成，現在通常還會塗上藥物，抑制支架本身可能形成的血栓和疤痕組織。支架要不就在急性心臟病發作後放置，要不就是在缺血性胸痛的情況下放置。試圖精準確認每年有多少支架手術，可能是本書最具挑戰的計算。根據《紐約時報》報導，每年有五十萬例的手術，[45]但《今日美國》引用了范德比大學心臟專科醫師的估計，認為每年有約一百萬次的手術。[46]也有其他估計認為，每年約七十萬例支架手術。[47]

分析支架植入的問題癥結主要有兩個：一個是因為支架手術可以是住院手術，也可以是門診手術；另一個就是，多數進行手術的患者通常還未達到 Medicare 給保的年齡。最新的一份報告，分析了二〇〇一至二〇〇八年來自醫療照護研究及品質機構的數據，結論是光二〇〇八年就有三十一萬九千五百六十七次手術[48]。另外《美國醫學會期刊》的一篇論文也分析了全美住院患者樣本，囊括了所有成年人並得出結論：二〇〇八年，有八十萬九千四百名成人放置了支架。[49]雖然目前醫學文獻中還沒有相關的資料，但考量到人口老化、心臟支架還是相當熱門的治療方式，粗估全美國每年至少有一百萬名患者安裝心臟支架是滿合理的。估計全球市場每年有超過七十家公司生產冠狀動脈支架，總值超過一百二十億美元（是的，一百二十億美元）。[50]

運用各種醫材修復大型血管動脈瘤的方式，已大大降低危急事件的發生率和死亡率。在離開心臟後，主動脈仍然會像花園裡的水管那麼粗，如果大血管的血管壁弱化並膨脹出來，患者可能隨時命懸一線。主要血管分裂進到下肢後，也可能發生主動脈瘤。雖然每年只有二千例修復主動脈瘤的案例，[51]但每年修復的腹部主動脈瘤約有三萬例，根據一項針對外科醫師的研究，平均估計也有二萬六千二百五十七例病例。[52]統計二〇〇六年 Medicare 的使用者數據，則有三萬二千四百六十四例手術。[53]綜合來看，**二〇一四年至少有三萬二千例修復血管瘤的手術**。

總計心臟支架手術、繞道移植手術、心臟瓣膜手術和心臟節律器手術的綜合財務影響為二百三十四億美元，這多半是因為每一個案例的單價很高所致（例如心臟瓣膜手術要價五萬二千美元，繞道手術要價四萬一千九百美元，置入心臟節律器要價三萬五千美元）。

心血管摘要

二〇一四年，該領域相關的手術總數為：

冠狀動脈支架：一百萬例
節律器：二十七萬二千例
冠狀動脈繞道手術：二十萬一千六百例
瓣膜手術：十四萬三千五百例

動脈瘤修復：三萬二千例

二〇一四年，總共有約一百六十五萬例心血管系統的案例。

因此，二〇一四年，光是肌肉骨骼和心血管系統的相關手術，就有七百七十三萬七千起。

神經外科

腦室腹腔分流術（VP）一般用於治療腦部積水、釋放腦脊液積累過多造成腦壓升高的情況。腦室腹腔分流器是一根細細的塑膠管，埋於大腦深處，沿著皮下、頸部下方進入腹腔，排除多餘的體液。二〇〇〇年，有二萬七千八百七十起分流相關的手術。[54] 最新研究估計，每年全美有三萬例腦室腹腔分流術，我們將暫且作為二〇一四年的案例數。[55]

治療腦動脈瘤通常會運用腦外科手術，或是通過腦動脈將一小圈纏繞在一起的金屬從血管外送進去。直到二〇一〇年，每十萬名 Medicare 的登記者中就有六次手術案例，[56] 也就是將近四千七百七十萬人次。[57] 這樣大概等於每年 Medicare 中記錄了將近二千八百六十二**起血管瘤手術，最新的研究則預估至少有一萬二千起左右的手術**。[58]

神經調控則是在一九八〇年代開發的手術，原型是受到心臟節律器的啟發，這一點也不意外；而這種裝置一開始也是在明尼蘇達州開發的。[59] 植入的裝置會透過細小的電線，向大腦、脊髓或周邊神經傳送極微弱的電流脈衝。植入的藥物幫浦則會向中樞神經系統輸送各種分子等級的藥物，對我們的大腦進行神經調控。

調控大腦的神經調控器被稱為腦深層電刺激（DBS），主要用於治療帕金森氏症、原發性顫抖症和癲癇。脊髓電刺激（SCS）主要用於治療脊椎手術後疼痛症候群*、慢性局部疼痛和周邊神經疾病。周邊神經刺激（PNS）則用於治療一系列有趣的疾病，如失禁、偏頭痛、肥胖、呼吸中止症和某些腹部症狀。

腦深層電刺激於一九九七年被美國食藥局批准，能用於原發性顫抖症。二〇〇二年，則開放用於治療帕金森氏症。與其他醫療器材一樣，美國食藥局能在人道主義設備豁免（HDE）†下，依個案開放使用。隨著腦深層電刺激對帕金森氏症證明有相當的療效，美國食藥局終於同意神經外科醫師，為肌張力障礙和強迫症患者植入腦深層電刺激裝置。[60]腦深層電刺激也有許多標示外使用‡的案例，例如被用於治療憂鬱症、妥瑞氏症、厭食症，甚至失智症。最新的學術論文估計，二〇一一年有五千三百八十五例腦深層電刺激的植入手術，根據接下來幾年的成長趨勢，**二〇一四年美國植入約六千五百九十六個腦深層電刺激的裝置**。

脊髓電刺激通常由專門從事疼痛控制的醫師放置，近年來，這些植入手術在門診就可以完成，如同前述情況一樣，這會使統計上變得困難。二〇〇九年，《神經調控》（*Neuromodulation*）

* 譯注：脊椎手術後疼痛症候群（failed back syndrome），指的是患者在脊椎手術後仍感到疼痛的情況。
† 譯注：指的是基於人道主義，在符合公共健康與安全保護的範圍內，如果此設備適用的患者群體在美國少於八千人，將會盡可能地開放上市使用。
‡ 譯注：指將藥物使用在未經核准的適應症、年齡層、劑量或給藥途徑。

上的一篇學術論文得出結論，美國每年植入四千個脊髓電刺激系統；但北美神經調控協會前任會長寫了一封深思熟慮的信反駁了這點。他的結論是，二〇〇七年已有超過二萬七千起脊髓電刺激的植入手術，兩者數據的差異之大，相當驚人。[61]關於神經調控裝置植入比率，最近唯一可信的來源是產業資料。其中有份報告顯示，二〇一四年植入的脊髓刺激器，大約是腦深層電刺激器的三倍；[62]**因此，二〇一四年全美估計有二萬起脊髓電刺激手術。同樣地，二〇一四年有七千例薦神經刺激器，以及二千例迷走神經刺激器的手術。總合起來，二〇一四年美國進行了大約三萬五千次神經調控手術。**

二〇一四年，合計共進行了七萬七千次中樞和周邊神經系統的植入手術。

耳鼻喉科

耳蝸植入可能是醫療植入設備中最成功的案例。作為能恢復五大感官之一的唯一設備，耳蝸植入物的效果可說是最令人動容的。全球的耳蝸植入器市場每年約有五萬台。截至二〇一二年十二月，二八%的耳蝸植入手術就發生在美國。[63][64]因此粗略估計光在二〇一四年，至少有一萬四千台人工耳蝸被植入。當年還曾經進行極少量的中耳植入手術，但實際植入了多少則是業界的祕密。

鼻竇手術雖然相當常見，但使用的是臨時裝置，因此不會列入永久植入物的統計中。同樣地，耳管也是臨時植入物，不列入計算。

移植手術

第一起成功的腎臟移植距今約五十年前，直到環孢素（*cyclosporine*）等強大的抗排斥藥物於一九八〇年代問世，移植手術才在美國和世界各地開始普及。迄今為止，美國的器官移植率是全世界上最高的。二〇一**四年，美國有二萬九千五百三十九例器官移植手術**。[65]和本章節中其他資料來源不同，這裡的數字相當精確，這要感謝組織器官共享聯合網路（UNOS，United Network for Organ Sharing）為了執行監督，而保留了如此詳盡的統計資料。二〇一四年有一萬七千一百零八例腎臟移植、六千七百三十例肝臟移植、二千六百五十五例心臟移植手術，以及一千九百二十五例肺移植手術。所有心臟移植手術都來自已故的捐贈者，但總體而言，大約五分之一的器官移植手術來自活體捐獻者，有三分之一的腎臟手術也是來自活體捐贈。[66]

體外受精（IVF）可以說是人類已知最偉大的賦予生命的手術，手術確實是在實驗室環境中完成受精的。剛開始學習生物學的學生，會學到孢子、細菌和許多單細胞生物是**無性繁殖**。除了魚類、兩棲動物甚至鳥類中罕見的無性繁殖特例外，幾乎所有動物都由受精卵發育而來；有性受精（無論發生何種形式的交配）需要雄性與雌性間的相互作用。某些動物會用大量的卵子進行受精（例如無私的國王鮭魚），這是低階無脊椎動物的常態，但哺乳動物的誕生，一直都需要特定雄性與雌性之間的親密互動。直到現在才有所改變。

根據美國疾病預防控制中心的數據，**美國每年約有七萬二千名活產嬰兒**來自輔助生殖科技（ART）。[67]兩個世紀前，杭特透過醃製不同發育階段的雞蛋，獲得了突破性的理解，從而得出人類也是從子宮的卵子中發育出來的生物。如今在過去的幾十年裡，體外人工受精科技給了現代人近乎實現無性繁殖能力，有一．五％在美國出生的孩子[68]就是以這種方式誕生的。在美國，另有將近一百萬名「試管」嬰兒。[69]可以說，體外受精的胚胎也是一種暫時性的植入物，畢竟我們現在已經知道，的確有少數胚胎細胞會跨過胎盤的障礙進入母體，獨立存在於母親宿主的體內。某種程度來說，輔助生殖科技的確造就了一種永久性的細胞植入物，更不用說數以百萬藉助輔助生殖科技誕生的人，現在就住在地球各處（你可能就是其中的一員，我親愛的讀者）。

泌尿外科

充氣式植入物能用於治療勃起功能障礙，即便現在陽痿的男性比例不斷增加，但它的使用率卻正在減少，因為更精確的手術能降低手術後陽萎的發生率。即使對於老年族群，**美國充氣式植入物的手術量每年也只有五千例**。[70]

女性尿失禁較男性更為常見。男性的尿失禁手術，包括放置人工矽膠括約肌或安裝吊帶植入物，來確保尿路通暢。最近的一項研究估計，**美國每年約有二千五百次的相關手術**，略高於全美婦女類似手術總數的一％。[71]

眼科學

二〇一四年，美國的地區醫院進行了一百四十二萬八千八百次眼內手術。[72]基本上，即便是在大醫院，所有水晶體置換手術都是在簡便的手術室中完成的。所以這個數字可能大幅偏離事實，因為許多州都沒對非住院的手術中心進行全面統計。因此，數據來源相當不完整，而全美住院患者樣本計算中包括的總數，大大低估了白內障手術的數量。

與美國幾乎所有的植入趨勢一樣，人工水晶體的植入率自引入以來，一直穩定地上升。奇怪的是，一九八六年卻有一篇論文預測，每年人工水晶體的植入次數將會減少，並降至每年不到一百萬次。[73]大致上所有關於人工裝置植入的手術，你都可以大膽地預測數量只會增加不會變少。

每年真正的人工水晶體植入手術次數約為三百萬例。[74]超過九九%的白內障手術是單眼手術，第二次手術則會安排在幾週後進行。[75]因此，美國每年接受人工水晶體植入的人數，約為一百五十萬人。

一般外科

胰島素幫浦（以及與它們相連的血糖監測器）並不算真正的植入物，因為裝置多半在體外，透過輸液裝置安裝在皮下的小型設備連接到內部，並備有一根細小針頭，可以穿過皮下脂肪。

人工網膜是一般外科中最常見的外來材料，多半用來永久的強化疝氣手術。二〇一二年約有十九萬例腹腔手術，但門診手術的數量也相當多。[76]據估計，美國每年有八十多萬例腹腔疝氣手術，[78]其中有八〇％以上的疝氣修復手術，是用人工網膜完成的。[77]產業報告認為，每年全美有超過五十萬例腹壁疝氣手術，[79]加上每年總共有一百三十萬例疝氣手術，**合計美國每年至少有一百萬起疝氣手術需植入永久人工網膜**。

胃繞道手術在過去幾十年裡已大幅改變且成長。對於每年將近二十萬名接受治療的患者來說，這簡直就是奇蹟。美國代謝和減肥外科醫學會估計，光是二〇一四年就進行了十九萬三千例減肥手術。[80]超過七五％的減肥手術與巧妙地（瘋狂地？）調動腸道和胃的位置有關。只有少數手術會將大型金屬或聚合物裝置放進肥胖患者的肚子裡。**但在二〇一四年仍有十九萬三千例減肥手術**，要不是永久地簡單縫合腸道，就是使用束帶或其他機械裝置，來減少食物往下傳遞或消化的速度。[81]

婦科

婦科植入物最常見的是陰道人工網膜（TVM），用於治療骨盆腔器官脫垂（POP），這是一種懷孕後婦女常見的症狀。據估計，**美國每年進行二十萬次陰道人工網膜的手術**。[82]骨盆腔器官脫垂是一種常見的產後症狀（約占懷孕人數的一〇％），[83]很常使用陰道人工網膜進行修補。不過美國食藥局在二〇一一年發布了一份安全警訊，指出「使用陰道人工網膜，可能會使婦女面臨更高的併發症風險，而不是提升她們的生活品質」。[84]

尿失禁治療現在更常用人工合成材質做成的吊帶進行治療。[85]在十八至六十四歲的美國婦女中，每十萬名就有一百九十八．三人次做過這項手術；六十五歲以上的婦女之中有更高的比例，甚至多出六〇%以上。[86]據估計，**美國每年有二十一萬五千名婦女因尿失禁而使用人工吊帶治療**。

整形外科

根據美國整形外科醫師協會報告，二〇一**四年有二十八萬六千二百五十四例隆乳手術**。[87]大多數女性會選擇矽膠填充的植入物，這是在二〇〇六年就經美國食藥局初步批准的品項。[88]大多數其他的整形手術並不需要植入物，例如臉部的眼瞼手術、縮乳手術和抽脂。許多整形手術需要使用注射填充物，這些填充物會被身體融解或移除，或是從身體的其他部位移植脂肪細胞。兩者都不符合永久植入物的條件。

口腔手術與牙科植入物

據估計，**美國每年有四十五萬起植牙手術**。[89]完全依靠假牙和牙科黏合劑的日子已一去不復返。相反地，數以百萬計的患者有人造假牙，這些人造假牙會固定在頭顱骨的骨頭上，用金屬棒狀釘穿過牙齦、打進骨頭裡。

在美國，光是二〇一四年就有：

六百零八萬七千起骨科和脊椎裝置植入手術
一百六十五萬例個案與心血管系統有關
七萬七千例中樞與周邊神經系統的植入手術
一萬四千例耳蝸植入物被植入
二萬九千五百三十九起器官移植手術
每年有七萬二千名活產嬰兒，以體外人工受精的方式誕生
七萬五千起泌尿科植入手術
三百萬例人工水晶體植入手術
一百萬例使用永久人工網膜的疝氣手術
十九萬三千起減肥手術
二十萬起陰道人工網膜手術
二十一萬五千例女性尿失禁吊帶手術
二十八萬六千二百五十四例隆乳手術
四十五萬例植牙手術

因此，二〇一四年在美國，植入物手術總計約為一千三百二十八萬次。假設複合年成長率為四．五％（**非常保守的成長率**）**，到了二〇二〇年，每年與植入物相關的手術數量將為一千七百二十九萬四千次。**

正如本章強調的，這些計算多半是理論上的猜測，但遠比任何曾經提出的理論都更加科學。在撰寫本文時，正接近二〇二〇年的到來，我們這些美國公民、政治家、企業雇主、醫材製造商、醫院管理人員和醫護人員，都必須擺脫沉痛的情緒，面對植入物手術費用日益增高的現實，特別是當問題層出不窮的時候。我很幸運，自己的完全肩關節置換手術排程相當忙碌，我對於植入物革命的來臨相當開心，謙卑地認定那些先驅者是以極大的洞察力和勇氣，想像了合成金屬、藥物、塑膠和靈活的科技應用，才使得外科醫師擁有如此的能力，能幫助患者脫離痛苦的能力。但是，任何關於醫療改革和醫學未來的對話，必須基於真實的數據，事實上，**到二〇二〇年，美國將有超過一千七百萬起以植入物為導向的手術。**

第20章 腦部植入物

「要把事情做好，首先需要愛，然後是科技。」

——高迪（Antoni Gaudí）

「無論是基於物理化學的機械化人體，還是基於對科技突破的期待，都不能定義理想的人或適當的環境，除非將過往已逐漸在人性和社會中體現、決定人類生命局限和潛能的元素考慮在內。過去不是死的歷史，而是人類創造和建設未來的活材料。」

——杜博斯（René Dubos），《人類也是動物》（一九六八）

我抬頭往上方看去，立刻被裝飾在天花板上的木製雕刻人物給迷住。站在全世界最古老的學術建築裡，我完全被雲杉木環繞——包括地板、牆壁和天花板上排列著的蜜色木板——而我頭頂上方最中央的那座雕刻正號令著整座房間。波隆那大學是西方世界所有學校的母校，該校創始於一〇八八年，而正是該校這座有四百年歷史的解剖學劇場，把我吸引到這個義大利中部的聖地。頭頂上錯綜複雜的手工雕刻面板，顯示了十四個星座與黃道十二宮：稍微研究這些符號，就會發現獅子座、處女座、雙子座和所有其他符號。但全手工雕刻真人大小的裸體身影，漂浮在我頭頂上四十英尺處，召喚我停下腳步。

我的私人導遊盧卡，用波隆那口音的英文說：「那是阿波羅。」阿波羅被懸掛在宇宙中，優雅地指著我旁邊的白色大理石桌子。他是希臘和羅馬的音樂、真理、療癒和光之神，是宙斯的兒子和最重要的醫療之神阿斯克勒庇俄斯（Asclepius）的父親。阿斯克勒庇俄斯也是幾位與醫學技藝相關的重要女神之父，包括希吉雅（Hygieia）和帕那刻亞（Panacea）。我竭力地想看看阿波羅身後還有什麼，在導遊的提示下，我欣喜地發現是把七弦琴，對於音樂之神來說是很適當的設備。

阿波羅在頭頂翱翔，起初我不明白古人想傳達什麼訊息。我和妻子單獨與導遊在劇場裡（導遊很善良，即便關門了也沒有把我們趕出去），全神貫注地試圖記住星座的符號，覺得抓不到一絲頭緒。回頭望向盧卡，他用雙手圈出一個大圓形說：「所有星座都圍繞著阿波羅這位光之神和太陽。想像一下幾百年前的這個房間，光線只從窗戶撒下來。阿波羅給房間帶來了光明或理解，這就是他的手指指向解剖桌的原因。」

我移動了身體，直到阿波羅的手指指向我的臉。

我想要理解這是怎麼一回事。

盧卡繼續說：「阿波羅這位光之神，處於中心位置，他被主要星座包圍著，在十七世紀，人們依然還相信這些星座對於人類的生死、病痛和疾病擁有影響力。」力量。古人渴望理解與解釋的，無非是控制疾病的力量。盧卡接著說：「當時認是為天上的星座和阿波羅在人們身上施加 influenza，也就是 influence（影響）之意。這就是人類在現代化以前，稱那些無法解釋的神祕疾病為 influenza 的原因。試問什麼導致了瘟疫、流行病和疫情？是天上的星宿、神祇。是 influenza。」*

當我匆忙注視令人眼花繚亂的星宿眾神，我的眼睛追蹤著和盧卡手臂同樣的圓，將他作為我個人專屬的阿波羅。就在不那麼久之前，整個歐洲大陸最頂尖的學生在這個神聖的房間裡齊聚一堂，只為瞭解人體的奧祕以及是什麼力量降禍於人類。極具聲望的教授們運用一目瞭然的方式向學生們表達，是上天主宰了人類的存在。當脆弱的人類仍然懵懂無知時，在天空盤旋的星座就如此統治著這些博學者。

當盧卡關閉東向窗戶的百葉窗時，我注意到阿波羅周圍的面板上刻著銘文。如盾牌般微彎的面板周圍環繞著優美的曲線，刻著一句拉丁文短語，悽慘地宣告著：「我們與過去所有人類，都受制於祂們的力量。（*et cunctorum subiecta potentia nobis*）」

幾千年來，人類馴化作物和動物、興建城鎮、用黏土板和紙張計算數學、用貨幣交易、在海上航行、製造武器進行戰爭、釀酒和醃乳酪、紡棉花和編織羊毛毯、修路、配

＊譯注：義大利文 influenza 即英文的 influence，有「影響」之意，後也延伸出「流行性感冒」的意思，常簡稱為「流感」（the flu）。

製混凝土、疏通運河、修建水壩、使河流改道，抽走汙水並輸送淡水，但他們卻無法在生活中最緊迫的問題上取得進展：為什麼我們會生病？

由於沒有解釋的好方法，我們的祖先將目光轉向天上，以擺脫內心的困惑。凡事都用 influenza 來解釋。

經過那個困惑的年代，我們這一代人（大部分）對科學關於疾病的病因和治療的解釋早已習以為常。植入物革命已成功到讓我們接近健全狀態，以至於生病時若缺乏診斷或未能完全恢復功能，就完全無法接受。此外（至少在美國），很難找到一個五十歲以上的人，他的口腔或體內沒有某種類型的永久植入物，也幾乎找不到一個身邊沒人接受過植入物治療的年輕人。這樣的轉變發生在上個世代，目前看來只會變得越來越深刻。

接下來的幾十年會如何？我的猜測可能真的很傻（如果前面這幾百頁有點啟發的話），不過身為外科醫師就是不怕事，所以我還是要說。但在說之前，我想先說一個關於人類介入治療的偉大故事。

一九八二年七月，一位四十歲出頭的男士在全身無法動彈的清醒狀態下，被送進加州聖荷西的聖塔克拉拉谷醫療中心。他一動也不動，僵硬得像塊硬板，雖然他的身體幾乎完全沒有反應，但他的主治醫師神經學家蘭斯頓（William Langston）感覺到他與一般人一樣清醒。遇到這樣一個真正的醫學謎團，蘭斯頓醫師必須確定這位患者是如何在一夜之間「癱瘓」而不失去認知能力的。[1]

快速進行身體檢查後，排除了中風和精神分裂的可能。雖然患者不能移動四肢，但他的身體並非軟趴趴的，反而相當僵硬。事實上，根據敘述，患者有「蠟般的柔軟度」，手臂甚至可以高舉過頭，不過一旦檢查者鬆手，肢體就會歸回原位。不，這不是感染，也不是腦溢血，更不是精神錯亂。與認識他的人交談後發現，這些症狀確實在一夜之間就出現了。就好像患者成為歷史上首位在一日內就患上嚴重帕金森氏症（PD）的人。

將在鄰近城市急診室入院的經過、警方報告，以及新聞報導拼湊在一起，再加上一點出乎意外的「運氣」，這個謎團便透過仔細調查和「意外的跡象」被迅速解開了。[2]蘭斯頓醫師和其他醫學研究人員在灣區又發現六例突發性帕金森氏症案例，這七名患者都有一個顯著的共同點：他們都使用了一種新的「合成海洛因」，這種海洛因二十世紀八〇年代初的「特製迷幻藥現象」*，在北加州的街頭上出現。

但問題仍然存在，這些災難性病理現象背後的致病劑是什麼？科學家和執法部門在「合作」的毒販幫忙下，取得合成海洛因的樣本，最終中了頭獎，發現一批不純的藥物，且幾乎全部由MPTP組成；而MPTP分子是拙劣的製毒廠（或製毒車）不需要的化學副產品。事實證明，製造合成海洛因時，溫度至關重要，因此一名不那麼值得信賴的毒販可能會搞爛海洛因

* 譯注：八〇年代曾風行過一些自製的迷幻藥，這類迷幻藥通常是某些毒品的化學類似物，都偽造成能夠達到與毒品相同的效果。

的製程，產生這種危險的副產品，對大腦中非常特殊的部位產生強烈的毒性。

蘭斯頓和他的同事在一九八三年將這個研究發表在《科學》上，指出ＭＰＴＰ對大腦的特定部位有毒，而該部位與帕金森氏症有關。過去從未發現能模擬帕金森氏症的動物模型，因此全美各地的研究人員將ＭＰＴＰ作為一種藥劑，用來在實驗室動物身上製造出帕金森氏症。隨後發現，ＭＰＴＰ會分解成另一種毒性更強的分子（ＭＰＰ＋），會被以多巴胺作為主要「神經傳導物質」的細胞積極吸收——本質上來說，就是將小型化學「智慧炸彈」送入協調運動區域的大腦深處。

＊　＊　＊

莫爾加尼（Giovanni Morgagni）對於疾病位置和病因的突破性觀察，改變了醫師對單個器官在疾病中的作用的理解。科學家在十九世紀還不瞭解大腦的組成部分，但對頭骨的形狀和大小能用來確定受試者的個性和能力，越來越感到好奇。德國醫師將**顱相學**發展成一門偽科學，相信突出的頭骨和獨特的頭型，能夠讓診斷者判斷其心理問題。就像大多數胡扯的東西（即使在今日）一樣，沒有人會特別去反駁顱相學是假的，但它確實開啟了一道大門，讓人們開始思考**不同的大腦部位是否有各自獨立的功能**。

蓋奇（Phineas Gage）是佛蒙特州的鐵路工人，在鐵路引爆工程中，鐵條意外從他頭部下方炸飛，穿過他的頭部造成嚴重傷勢，隨後落在八十英尺遠的地方。這場意外發生在一八四八年，幾乎沒有醫療照顧可言，這樣的重傷往往難逃一死。但不知為什麼，他卻活了下來。在那個年代，當地的醫師算是受到良好訓練，瞭解傷口清創和小心照護受傷部位周邊組織的重要性。

標槍大小的鐵條直接從他的左眼下方插入，然後穿出頭頂。令人驚訝的是，蓋奇一開始維持清醒，幾天後才陷入半昏迷狀態，徘徊在死亡邊緣。當地醫師進行了血塊和膿腫的切除手術。在抗生素問世前近一個世紀，蓋奇的生死完全取決於自身免疫系統的力量。他活了下來，並失去左眼的功能，但更重要的是，他也失去了原來的性格和氣質。

蓋奇後來又多活了十年，但從一個性格溫和、社交行為正常的人，變成一名絕望的患者。他的醫師在麻州醫學期刊中這麼記錄著：「一個愛罵髒話（這以前不是他的習慣）且不尊重同伴的人。當事與願違時，他會對限制或他人的勸告感到不耐，有時候相當固執，個性反覆無常且搖擺不定，就算設定了未來的行動計畫，也很快就會放棄。」[3]這裡有位患者，至少在短期內性格發生了巨大變化，卻沒有失去移動四肢、說話或處理資訊的能力。很顯然的結論是：「前葉」是大腦位於眼睛上方的部分，在移動四肢、控制語言或臉部功能方面沒有作用。更重要的是，蓋奇的病例是最早的「特定病變病例研究」，其中大腦特定部位的喪失揭露了該部分的功能。儘管幾十年來對大腦定位的概念理解得非常粗糙，但隨著科學家開發出更精確的大腦研究方法，大腦定位的概念將會蓬勃發展。

布羅卡（Pierre Paul Broca，一八二四～一八八〇）是位法國醫師，在十九世紀中葉和巴黎一些最受尊敬的醫師一起接受訓練，然後以病理學、外科和解剖學為業。布羅卡是一位狂熱的研究員，他好奇的領域非常廣泛，並熱衷於醫學研究和公眾宣傳。一八六一年，布羅卡被叫到比克特雷醫院檢查一名喪失說話能力的患者。比克特雷醫院是巴黎郊區一家專門治療精神疾病的醫院，但布羅卡的到來並不是為了評估精神患者，而是一名五十一歲的男子。男子除了tan這個詞以外，已經二十一年沒有說過說過任何話了。這個奇異的單一詞彙實在太過知名，以致沒有人知道他的名字是叫萊博涅（Louis Victor Leborgne），而是都稱呼他為「譚」（Tan）。

在比克特雷的前十年，譚唯一的限制就是無法說話。布羅卡後來報告說，譚的「智力似乎沒受到影響，他的精神和身體能力完好無損、反應迅速，而且他從沒有停止試圖溝通」。[4] 在與布羅卡相遇之前的幾年裡，他的右側癱瘓，四肢的壞死也加速了死亡。即使在瀕死的狀態下，布羅卡和患者譚依然能夠互動。就和往常一樣，他唯一的話語是tan，但布羅卡覺得他其實能理解他人的語言、聽從命令並數數字。

布羅卡才剛參加了巴黎人類學會的一場講座。講座中，奧伯丁（Ernest Aubertin）介紹了庫勒里耶先生一案。這位患者企圖自殺，結果射中自己的額頭。不幸的是，子彈砸開患者的頭骨前部，因而露出了大腦，不過這並沒有殺死患者。庫勒里耶住進聖路易士醫院，在他生命的最後幾個小時裡，一直維持著清醒的狀態。奧伯丁抓住機會檢查患者，並進行了一個古怪的實驗。他後來寫道：「……我想知道如果大腦被壓縮，會對語言功能產生什麼影響。於是我們將大鏟子壓在他露出來的大腦上，從上往下按，然後由前往後推擠了一點。只要一點壓力就會讓他說不出話來。壓得越大力，狀況就越嚴重，不僅難以說話，而且會有好幾個字突然被切斷。」[5] 奧伯丁在巴黎的同事面前爭辯說，**大腦功能是局部性的**。這讓布羅卡思考，語言中心是否真的在前腦附近。

譚於一週後去世，大體經過一般的驗屍程序，包括解剖他的大腦。在前葉靠近外側溝（前額葉和顳葉間的大裂縫）附近，發現了獨立的梅毒病變，布羅卡推測這一定就是產生語言的位置。

他是對的，在人類史上，科學家首次確定了人腦中特定區域的功能。即使在今日，這個區域仍被稱為「布羅卡區」。這位充滿好奇心的巴黎醫師為**認知神經科學**設置了舞台，並開始真正地瞭解大腦功能的位置和側化。

倫琴在一八九五年發現了X射線，第一次取得了人類在活體內透視的能力。但是X光片完全無法顯示大腦的內部損傷。雖然氣腦攝影術（*pneumoencephalography*）是由約翰霍普金斯大學的丹迪（Walter Dandy）於一九一九年發明的（將空氣以幫浦打進大腦深處的中空腔室，再用X光照射顱骨，就能看到大腦幽靈般的剪影），但直到一九七〇年代，電腦斷層掃描和核磁共振掃描才真正能無痛且準確地顯示顱骨內部的結構。因此，從一八六〇年代到一九六〇年代，確定人腦功能區的過程完全仰賴對腦損傷患者進行驗屍得來。為了真正解開大腦的祕密，需要一種突破性的科技，來將神經科學家的目光轉向單個腦細胞。唯有如此，醫師才能理解大腦細胞之間深不可測的糾結。

隨著李斯特（Joseph Jackson Lister，一七八六～一八六九）發明了消色差透鏡，顯微鏡有了極顯著的進展，但更重要的是，組織學（細胞研究）隨著現代化學和染料的應用而顯著改善，得以讓組織看起來栩栩如生。可是神經組織卻相當頑固、難以染色，此外關於腦細胞如何相互接觸和交流的各種爭論也相當激烈。事實上，有專家認為大腦是一個奇異的器官，僅由一個細胞組成，並以一團細如髮絲的纖維自行連接起來——這就是「網狀理論」。每個試圖對神經組織染色的嘗試，都會染成一團像微觀的老鼠巢纖維，也難怪那些十九世紀中葉的組織學先驅會被大腦打敗。

珀金（William Perkin）在一八五六年發現了淡紫色（在第八章中有詳細描述），開創了合成染料的產業，也改變了服裝製造領域並為現代化學做出革新。因為德國科學家經常會發現下一種組織染色技術，讓組織在顯微鏡下栩栩如生，所以德國的大學和企業在藥理學、化學和製造領域，不久後就佔據了世界市場的主導地位。最早觀察到（並知道自己正在目睹）單個神經細胞的其中一人是戴特斯（Otto Deiters，一八三四～一八六三），他是年輕的德國神經解剖學家，在二十六歲時發明了神經細胞染色技術，並在極高的放大倍率（三百倍）下，以驚人的靈活度操控單一神經細胞。戴特斯以手繪圖展示了自己的發現，雖然影印術尚未發明，但他的圖示已相當容易理解——大腦和脊髓由許多具蛇形觸角的單一神經細胞構成，以促進彼此間的相互作用。為了更好地理解大腦細胞，他（令人難以置信地）用手拿著小針頭成功分離出單一的神經細胞，[6]這簡直就是科學的奇蹟。在顯微鏡下觀察腦組織的橫截面，就像看著一碗義大利麵；試圖辨識一個單一神經細胞，就等於在碗裡尋找某一條義大利麵條。也許戴特斯本來能夠找出更多答案，但不幸的是，他在二十九歲作品還未完全出版發表之前就死於傷寒感染，並將由另一位研究人員來解開神經的祕密。

高基（Camillo Golgi，一八四三～一九二六）在靠近瑞士邊境的倫巴第科爾特諾村出生和長大。高基的父親是當地的醫師，一八六〇年他南下帕維亞大學就學時便決心追隨父親的腳步。雖然高基在前十年的學術表現並不突出，但他在心理學和組織學的早期先驅下進行研究，這使得他對神經的微觀研究產生了興趣。一千公里外，柯霍正為了研究細菌，忙著對顯微鏡進行創新。與柯霍、李斯特一樣，高基後來也在廚房的臨時實驗室裡進行了他最重要的研究。

一八七二年，高基離開了帕維亞的舒適圈，從一位嚴肅的組織病理學家學會了分析的技能，並前往米蘭郊區附近的阿比亞泰格拉索（Abbiategrasso）進行短暫旅行。在接下來的三年裡，高基創新了一種神經細胞染色的新方法，並堅持加入試劑的時機和順序，直到科學那偉大的「我知道了！」的時刻來臨。當時高基在廚房實驗室裡調配混合物，並將狗的大腦樣本埋在一塊石蠟中。更早之前，他先用福馬林「固定」組織以防止其腐爛，一旦蠟變硬，這位三十歲的科學家就將動物的嗅球切片成極薄到幾乎透明的樣本。在一八七三年的這一次，高基首先將樣本暴露在二鉻酸鉀（$K_2Cr_2O_7$）中，然後是硝酸銀。令人難以理解的是，只有玻片側邊的幾個神經元被染色，自銀色變成墨黑色，其他神經元則是顯現了番紅花般的黃色。時至今日，還不清楚為什麼只有少數幾個神經元能吸收硝酸銀，但結果卻是讓人得以辨識大腦中單一的神經細胞。透過不斷反覆將相鄰的切片染色，樣本的結構逐漸變得清晰。在此，高基充分發揮了他的藝術技能。[7]

一八七五年，高基發表了一件令人難以置信的醫療藝術品，展出了哺乳動物嗅球神經細胞的柱狀結構。即便是畢卡索或達利，都不比高基更能精確抓住神經體及其周邊的樹突層層排列的樣子。這種「黑色反應」現被稱為「高基氏法」，至今仍是神經組織染色的標準方法，[8] 而這使高基出版了全世界第一個神經元的圖片。諷刺的是，高基得出結論認為，神經纖維的複雜糾結都是單個神經元的一部分，這強化了大腦組織的網狀理論，而這是錯的。幸運的是，一位富有想像力的西班牙醫師，在十年後看到高基不可思議的藝術表現後，激發出一項關於大腦結構的諾貝爾獎獲獎研究計畫。

拉蒙卡哈（Santiago Ramón y Cajal，一八五二～一九三四）直到三十五歲，才第一次聽說高基對神經細胞染色的方法。他的父親曾在薩拉戈薩擔任解剖學老師，但拉蒙卡哈並不願意追隨他的醫療之路。在他父親懇求他將自己的藝術技能加以應用在素描人體骨架後，他的轉折點出現在一次前往墓地的冒險行動中。[9] 這位天才藝術家（自稱害羞、不善於交際、隱祕的學生）[10] 找到他作為畫家和科學插畫家的優勢，去到父親任職解剖學老師的醫學院就讀。結果拉蒙卡哈在軍隊擔任年輕醫官期間感染瘧疾，虛弱到無法行醫。後來，他轉向組織學研究，這其實更適合他天生的內向個性。「我終於謹慎選擇了組織學這條路，得以享受寧靜的喜悅……（就這樣）我在被人遺忘的角落裡，思考生命迷人的景象，我感到相當快樂……」[11]

一八八七年，作為一名尚未留下任何顯著成績的中年醫師，拉蒙卡哈終於看到了高基的畫作。毫無疑問地，這些畫作在科技和藝術上的魅力，征服了這位西班牙人。在接下來的半個世紀裡，他將詳細描述大腦和脊髓的樣貌，更重要的是，揭開神經組織之複雜結構背後的祕密。

拉蒙卡哈的作品在藝術上的價值無可爭辯。他的科學繪畫走遍各大洲，展示出其豐富的藝術價值和知識意義。與維薩里的《人體的構造》中輝煌的視覺效果相似，拉蒙卡哈的作品也呈現得相當精美，但由於他想要傳達神經元的結構概念，因此在插圖中揭露了某些在任何玻片中都看不見的事物。此刻，藝術能力和想像力甚至比影像所能捕捉到的更為重要。

雖然拉蒙卡哈的作品相當華麗，但他在科學上的發現更是打開了神經科學這個新領域的大門。高基是神經染色學的先驅，拉蒙卡哈則是將這個領域帶到難以想像高度的創新者。高基相信大腦的網狀理論，但拉蒙卡哈證明了大腦是由數十億個神經細胞所組成（人們普遍認為，大腦是由幾千億個細胞形成，而每個腦細胞又連接到成千上萬的其他細胞上）。拉蒙卡哈無疑是神經科學之父——這位巨人為展示神經在大腦、脊髓和身體中傳播時的分布和走向鋪平了道路，非常令人驚嘆。

拉蒙卡哈並沒有把大腦看成一團明膠狀物質，而是將神經組織想像成「我們心中不安的蜂巢所發出的嗡嗡聲」。[12]即使是最天真的醫學生，也能瞭解神經細胞極其微小到一般人的眼睛根本看不見。但是，拉蒙卡哈以及那些追隨他的腳步的人，卻能指出一個驚人的事實，那就是介於大腦最外層，即所謂的大腦皮質處（發出神經脈衝處）和目標肌肉（假設是屈拇指肌好了）之間，只有兩個神經細胞隔著。顯微鏡下可以看到上運動神經元（UMN）從大腦皮質出發，發出軸突，也就是攜帶電訊號的突起，一路穿過大腦向下走進到腦幹裡。在這裡，它跨到對側並沿著脊髓往下走。同樣的這條軸突纖維繼續在脊髓的對側，直到它與頸部的下運動神經元（LMN）形成突觸。這個神經細胞會沿著頸椎之間的神經根從脊髓穿出，再沿著手臂的周邊神經，向下傳播到前臂的拇指肌肉。這個下運動神經元的軸突，會在一般高度的成年人身體中延伸超過兩英尺長！這太令人訝異了，難以想像如此纖細的東西居然可以延伸得這麼長。更不可思議的是，所有科學家都發現，這條比蜘蛛絲更纖細的軸突纖維，竟能一路從脊髓連結到肌肉（這也解釋了為什麼在脊髓損傷後，要重新連接每條纖細的軸突，幾乎是不可能完成的任務，以及為什麼還沒有手術可以修復被攪碎的神經末端）。

「當我們今日回頭再看他（拉蒙卡哈）的畫作時，我們看到的不再只是圖表或理論，而是由那位走得最遠的人繪製下來的，那遙遠邊界的第一幅清晰圖像。」[13]拉蒙卡哈開啟了對大腦與心靈這座迷宮的研究。他和高基一樣都活到八十二歲，即使在臨終前仍在持續探索。離這個世界上有電腦斷層和核磁共振影像可以解釋活體大腦的功能還有幾十年的時間，而拉蒙卡哈就像一位經歷多年乏味與勞累的航海家，斜視著顯微鏡上的目鏡，拓展了我們對顯微世界的理解。他將永遠會是我們心中最偉大的製圖師。

埃瓦茨（Edward Evarts，一九二六～一九八五）出生於紐約市，就讀哈佛大學和哈佛醫學院，並於一九四八年獲得醫學碩士學位。畢業後他立即展開心理學研究的生活，短暫完成了兩年的精神病學訓練，然後回到馬里蘭州貝塞斯達國家精神衛生研究所（NIMH）的神經生理實驗室，在那裡工作了三十多年。埃瓦茨的執業生涯深入研究了大腦的功能路徑，但他沒有依靠屍腦的病理切片來解答這個問題，而是發明了測試大腦電傳導的方法。他的患者並不是有精神問題的人類，而是貓和猴子。

埃瓦茨在一九六〇年代取得了突破性的發現，特別是發明了一種能追蹤動物皮質上單一神經元的方法。一九六二年和一九六四年，埃瓦茨各發表了一篇論文，詳細描述他如何將玻璃絕緣處理過的鉑—鈦微電極，用在無麻醉、無束縛的貓[14]和猴子[15]身上，然後分別記錄牠們的清醒和睡眠狀態。後來，埃瓦茨還追蹤了猴子在操作條件運動過程中單一神經元的活動。[16]這些研究皆基於開創性的神經生理學家數十年來的研究，也遵循醫學各個領域（例如解剖學、生理學，以及最終走到病理學）可預測的模式。埃瓦茨並不是第一個在實驗室動物中使用植入式電極的人，但他「記錄單一神經元的方法相當出色、完美」，[17]促使這方法受到廣泛應用，強化了我們追蹤大腦中更複雜迴路的能力。

埃瓦茨的最終目標是瞭解心理活動的解剖基礎，但認為初步計畫要先理解肢體運動時伴隨的神經電訊號模式。他提出「必須先理解運動，才能理解控制運動的心智」。[18]埃瓦茨在接下來的二十年間，解碼了神經釋放電訊號的時機和順序，但除了對實驗室的技術貢獻良多以外，他對神經生理學的最大貢獻是他指導了許多重要的神經科學家，包括一位年輕的哈佛住院醫師。這位年輕的住院醫師很害怕自己若在公衛體系中找不到工作，就很有可能會被山姆大叔送到越南戰場上。幸運的是，德隆醫師（Mahlon DeLong, MD）（和全體人類）有幸可以到國家衛生研究所（及國家心理健康研究所）暫待一會兒。

德隆一九三八年進入史丹佛大學，與一位研究小龍蝦神經系統的生理學家共度這段時光。這位教授是史丹佛大學未來的校長，也是《科學》的主編甘迺迪（Donald Kennedy）。[19]這並非典型上醫學院前的準備，但德隆對生物系統的興趣被這位教授給激發，所以直接前往美國東岸進入哈佛醫學院，並於一九六六年畢業。隨後留在波士頓開始他的住院醫師生涯，但越戰的後勤需求，導致了一九六九年臭名昭著的越南抽籤徵兵制被採用。比起冒險被派往海外醫療團（就像其他年輕醫師一樣），德隆接受了埃瓦茨國家心理健康研究所實驗室的研究員職位。在接下來的五年裡，德隆成為領導研究大腦迴路的團隊成員。

德隆到達實驗室後很快就意識到，大腦多數容易接近的區域都已被埃瓦茨的其他研究夥伴認領了。大腦難以接近的中心部位則鮮為人知。對德隆來說，這「就像探索非洲和亞馬遜後，還要畫出沒人畫過的地圖一樣」。[20]由於所有「好東西」（如運動皮質和小腦）都已被研究得相當透徹，所以德隆把注意力轉向**基底核**，連正常的解剖生理學中都沒有太多關於這個部位的研究。這位年輕研究員雖然沒有該領域的博士學位，但他很快就發現了一個驚人的事實：如同大腦皮質功能具有特異性一樣，基底核控制運動的神經路徑也有固定路線。

正如布羅卡（Paul Broca）所預言的，大腦的功能可對應到不同腦區；大腦中有非常特殊的功能區塊，如運動皮質。不但所有控制肌肉的功能都位在這條「運動皮質」中，這個位在皺巴巴大腦皮質上的區域所對應的控制區域還相當怪異。例如，膝蓋的感覺位於頭頂附近的腦區，亦即在大腦半球呈直角、分裂開來的位置。同樣地，臉部肌肉的運動是從大腦半球中間的運動皮質開始的，換言之，親愛的讀者若觸摸某隻耳朵上方的頭皮，就在你的手指下方大約一英寸深的位置，控制了你觸摸位置另一側臉的運動。德隆最大的發現是，基底核中的神經細胞也有一張類似的活性分布圖；這些神經細胞會因為特定區域的臉部、手臂和腿部運動而活化。他在一九七一年出版的論文[21]「非常具里程碑意義」，[22]極大程度挑戰了科學家過去先入為主、對於基底核在運動中扮演角色的觀念。

德隆才發表完這篇經典論文沒多久，就回到大學的臨床醫學領域，但他沒有回到波士頓，而是轉到約翰霍普金斯大學，在那裡完成了三年的神經學住院醫師訓練。毫無疑問，當德隆醫師穿上住院醫師的白袍、教育他的上司關於基底核的功能時，角色的逆轉有時不免會有些尷尬。德隆繼續他作為住院醫師的研究，一直待在霍普金斯大學直到一九八九年。這些年當中，德隆和他的團隊表明，基底核的結構「不是從運動皮質匯集各種傳入訊號的漏斗，而是一系列獨立平行迴路的組成，能從特定大腦皮質區接收和發送訊息。另一個很大的驚喜是，這些大腦迴路不僅跟運動有關，也跟認知和情緒有關」。[23]簡言之，德隆已解碼了大腦最深處的祕密，終於明白為何帕金森氏症這類疾病，會同時有雙手顫抖和痙攣性震顫症狀，同時也讓患者的腿部完全無法移動。

十九世紀傑出的科學家對震顫、癲癇、偏頭痛和腦部感染提不出任何解釋。拉蒙卡哈繪製了自己所能看到的神經路徑圖。承繼於他之後的一波神經科學家，則使用電極來確定神經細胞發射訊號的模式，但更需要罹患阿茲海默氏症的哺乳動物模型，好讓科學家能進一步理解運動障礙所涉及的複雜路徑，未來也許能奇蹟式地以手術介入。一九八二年的時候，根本沒有人會想到大腦植入物，那是科幻小說才會出現的東西。但德隆在偶然間發現《科學》的一篇報導，詳述灣區的海洛因使用者於一夜之間成了阿茲海默氏症患者的離奇故事後，便持續希望能透過動物模型來檢驗自己的假設。

德隆醫師在結束神經科住院醫師訓練後，繼續留在約翰霍普金斯大學建立自己的實驗室，持續探索基底核的解剖學與功能。這些吸入ＭＰＴＰ的新型患者啟發了德隆，也許他能用這個方式建立阿茲海默氏症的動物模型。他猜想，阿茲海默氏症的損害，遠比理論派所預期的要複雜得多。破解疾病的病因和治療需要極大的想像力，因為德隆「非常善於從他人角度來進行思考」，[24]因此是破解大腦深處這個黑盒子的合適人選。

德隆最早著手使用實驗動物來人工製造阿茲海默氏症的工作，顛覆了一整個研究大腦的世界。雖然我們大多數人都知道阿茲海默氏症患者的手部會嚴重顫抖，其他的主要症狀還包括四肢僵硬、運動緩慢、臉部喪失表情和說話含糊不清。總之，大多數症狀意味著神經從運動皮質到肌肉受到抑制，或所謂「降低反應水準」了。這讓科學家得出結論，邏輯上來說，阿茲海默氏症可以概括為控制和協調運動的神經元之間神經傳播速度減緩的疾病。**不過德隆不完全這麼想**，他回憶說：「雖然有人持懷疑態度，但在第一天，我們就看到神經細胞活化的模式和發射神經訊號的方式發生了很大變化，來自基底核的訊號是**大量增加**而非減少。」[25]

德隆和他的同事們意識到，基底核中的戈耳狄俄斯之結（Gordian knot）* 就是理解運動障礙的關鍵。隨著實驗的進展，他們發現了一個有如戈德堡（見第十五章譯注）畫筆下的複雜裝置，便開始關注大腦皮質和基底核神經節之間的神經迴路。具突破性的觀察是，某些神經迴路觸發了對其他細胞團的抑制訊號，因此「抑制」迴路的訊號增加，而導致向下傳的訊號減少。

這是生理學和醫學中的一個關鍵概念：我們的DNA、細胞、腺體、器官及神經路徑存在著某種功能，當訊號分子或神經傳遞**增加**時，反而會**抑制**神經的效應。一個典型例子是腫瘤抑制基因p53。當活躍時，「抗腫瘤基因」p53有助於修復DNA缺陷和維持細胞完整性，進而確定細胞的狀態以防止轉為癌化。人體內許多激素也以類似的行為方式運作，某種蛋白質激素分泌的增加，會導致另一種蛋白質或離子的存在減少。從另一個方面看，抑制消失等同於**刺激**。德隆有辦法證明基底核是一組複雜的「獨立平行電路」，有往返於基底核不同區域的單獨路徑，可通往大腦皮質的特定區域，有些帶著興奮性電位，有些帶著抑制性電位。同樣令人驚訝的是，這些電路也與人類情感和認知有關，而不僅僅只是和運動有關。

基底核的最深處是視丘下核（*subthalamic nucleus*），德隆在一九八〇年代末得出結論，這團細胞在阿茲海默氏症中扮演重要角色。雖然黑質的退化顯然觸發了整個系統異常的生理反應，但德隆的MTPT動物模型卻發現，視丘下核往基底核的其他部位傳送的興奮性脈衝是增加的。於是他有個想法：如果我們故意破壞（或「病變」）視丘下核會怎麼樣？

他的實驗室前同事觀察說：「這是一個相當了不起的結果，德隆建議破壞這個區域，以恢復帕金森氏症的活動平衡，最終他得到了想要的結果。我得說這是一個意義重大的飛躍式發展，人們在過去五十多年來知道的一個定論是，如果你的視丘下核產生病變，你就會罹患運動障礙，但現在德隆卻建議破壞這個區域來治療帕金森氏症，事實上他的確得到了自己預測的結果。」[26]這就像用長時間的陽光照射去治療皮膚癌一樣。

德隆在一九九〇年的《科學》上發表了他的發現。[27]在實驗室中，被誘導出帕金森氏症和視丘下核病變的猴子，減少了所有「對側肢體主要的運動障礙，包括運動功能減退、僵硬和震顫」。[28]在醫學上，我們剛開始的直覺往往是錯誤的。而德隆對於「在大腦的另一部分造成額外的神經損傷，可以改善帕金森氏症」的猜測，是違反直覺的頭號大獎。

隨著實驗性視丘下核病變的成功，顯然下一步就是**在人類**的同一區域進行精確的放射治療。為了達到這目的，就在他把實驗室轉移到埃默里大學時，德隆求助於神經外科的同事。很快地，結果相當正面。

＊ 譯注：是傳說號稱無法被解開的繩結，然而卻被亞歷山大帝一刀砍斷。這裡指的是，使用非常規方法解決不可解決之問題。

在一九九二年埃默里大學首次進行「蒼白球切開術」（pallidotomy，破壞基底核的特定區域）之前，神經外科醫師為癲癇患者進行「功能性手術介入」已有好一陣子。過去曾試圖用熱破壞部分腦區，有時卻導致了災難性後果，使患者流口水、感到憂鬱或是幾乎無法說話。由於這些介入行為是故意為之的永久性破壞，因此沒有回頭路可走。然而，一九九二年德隆有理由可以樂觀些，因為當時腦部影像和腦部電生理圖譜的技術，都比幾十年前更要精準上許多。

實驗性手術總是需要大膽而充滿遠見的醫療人員、絕望的患者、勇敢的家屬，以及（必要的）時間來證明其療效。剛開始幾年患者緩慢增加，後來會有越來越多不願繼續忍受疾病之苦的患者湧入。具開創性的外科醫師會要求對起初參與的患者進行好幾年的追蹤，然後再做比較研究，之後為了起草文稿，又需要好幾年的時間籌辦和招募足夠患者。在最終論文出版之前，還要熬過好幾個月的論文審查時間。因此不意外地，**十年**就這麼過去了，一個實驗性手術（對比於其他的治療方式）的隨機研究終於發表在醫學期刊上，這就是蒼白球切開術發展的過程。埃默里團隊在二〇〇三年發表了論文，認為手術介入比藥物治療帕金森氏症的效果更好。[29]

在一九八〇年代，德隆和他的同事成了將微小電極放進大腦最深處的專家。這些線路可用來監測電極尖端的神經元放射訊號的模式。但如果外科醫師故意將電極留在原位，然後大膽給予不同頻率的電流，那會如何？這不太可能在美國發生，因為這個國家有全世界最會打傷害訴訟官司的律師，但在另一個國家，某位勇敢的外科醫師執行了這種突破性手術。

貝納比德（Alim Louis Benabid，一九四二～）是法國的神經外科醫師，住在靠近義大利邊境的阿爾卑斯山腳處的格勒諾布爾小城。格勒諾布爾已成為歐洲最重要的研究和科技中心，當中最重要的科學和工程學校是約瑟夫．傅立大學（UJF）。貝納比德的資歷無比閃耀，他擁有UJF的物理學博士學位和醫學文憑，正好讓他為生物物理學的革命做好準備。

雖然左旋多巴（Levodopa）這種藥物顯著改善了數十萬阿茲海默氏症患者的生活，但它往往在五年後就會失去療效，而且會有明顯的副作用。整個一九八〇年代，貝納比德醫師都在進行破壞性手術，謹慎地破壞阿茲海默症患者的一小部分丘腦。常見手法包括將**有意識的**的患者小心安置手術檯上，而患者頭部被夾子固定住，以保持頭骨完全不動。然後他會在患者頭頂打一個小鑽孔，在即時X光的引導下，將一根長針小心地插進大腦深處。考量到大腦複雜的解剖結構，他們隨後會發出小電脈衝，傳遞到深處的針狀電極。他們會瞄準丘腦中央，「只要往後一點，就會進到丘腦處理感覺的區域，患者便會感到刺痛；太靠外側則會碰到椎狀束，患者的手或臉就會抽搐」。[30]將電極放在錯誤的位置，可能會使患者癱瘓，因此用低頻脈衝模擬神經發射相當重要。

一九八七年某日，貝納比德在他位於格勒諾布爾的手術室裡，問了一個以物理學家來說並不意外的重要問題：如果我改變探針的電頻率會發生什麼事？貝納比德在一位患有嚴重震顫的老年患者身上進行了實驗。一旦探測器放在正確位置，他就開始改變頻率。「我探索了非常低頻的效果，從一赫茲、五赫茲、十赫茲，直到一百赫茲，我很幸運地找到了正確的頻率。」突然間，在僅僅改變電頻率而沒有失去其他神經功能的狀態下，這位帕金森氏症患者完全停止震顫。「在一百赫茲時，我們抑制了震顫……我想，啊哈！這該不會就是解決辦法吧。」[31]

毫無疑問，貝納比德的發現必然會被列入手術史上最重大的時刻。即便這是一個偶然的發現，都依然令人感到驚奇。在原有的脈絡下，這位外科醫師／科學家先是敢於相信他可能會做出改變，然後目睹震顫（這個帶有宗教意涵的古老疾病）被瞬間治癒……，貝納比德的突破絕對是個奇蹟，一個最高等級「我知道了！」的時刻。

為了後續的研究，貝納比德把電線與四個金屬接點留在患者的丘腦，然後將電線連接到體外的電池，並用上面有好幾個按鈕和復古開關的小盒子控制該裝置。這讓他得以進行客製化的設定，並持續進行頻率測試。貝納比德立即報告了他將電極植入丘腦後的奇蹟成果。[32]儘管如今不大可能，但在一九八七年，格勒諾布爾還未成立機構審查委員會（IRB），也沒有相當於美國食藥局的法國政府單位（法國直到一九九二才成立藥品安全管理局）。因此，在UJF神經外科老闆的同意下，貝納比德繼續植入世界上第一個腦深層刺激植入物。

於此同時，大西洋彼端的德隆正完成「功能性獨立平行迴路」（functionally segregated parallel circuits）[33]的繪製，並進一步挑戰先前被忽視的視丘下核的重要性。一九九二年，埃默里團隊成功逆轉帕金森氏症後，貝納比德開始改變他用在帕金森患者身上的科技，將腦深層電刺激的導線植入視丘下核。就在德隆於二〇〇三年發表比較破壞視丘下核療法的報告之前不久，美國食藥局批准了用於帕金森氏症的腦深層電刺激植入物。

我很幸運能進到手術室，觀看神經外科團隊為帕金森氏症患者植入腦深層電刺激植入物的經過。觀看他們在手術室中使用電腦斷層，將六英寸長的硬針插入大腦最深處，是個相當驚人的經驗。但與幾週後觀看患者術後回診的體驗相比，根本是小巫見大巫，此時神經科醫師和相關技術人員會為患者體內的電晶體植入程式。一會兒，原本僵直坐在椅子上、雙手在每次試圖移動時都會頻頻顫抖、連將一杯水舉到嘴邊的動作都難以做到的患者，隨著脈衝裝置的電訊號瞬間啟動，瞬間停止震顫了。多年來第一次可以好好喝一杯水，讓患者（和她的家屬）都哭了起來。我賭你看了網路上那些腦深層電刺激裝置被啟動的影片，一定也會跟著落淚。

腦深層電刺激在世界各地的使用次數已超過十五萬次，美國每年在類似案例上使用約一萬次。最近一次全美植入統計數據是二〇一四年，當年估計放置了二萬個脊髓電刺激裝置。同樣在二〇一四年，進行了七千起薦神經刺激器置放術和二千起迷走神經刺激器置放術。合計光是二〇一四年，全美就有約三萬五千次的神經調控手術。

「最近的一項研究估計，二〇一五年的全球神經調控市場（包括腦深層電刺激、脊髓刺激和顱磁刺激等科技）為三三·一億歐元（合三六·五億美元）。到了二〇二〇年，市場複合年均增長率為一一·二%，達到五六·二億歐元（六十二億美元）。」[34]由於腦深層電刺激對早期帕金森氏症來說，比起藥物更有效，而且其有效性能持續多年，因此它成為對抗運動障礙的有力武器。

令人驚訝的是，腦深層電刺激如今也被使用於慢性憂鬱症、肌張力不全、癲癇、強迫症、妥瑞氏症，甚至阿茲海默氏症上。在《新英格蘭醫學期刊》（*New England Journal of Medicine*）的一篇評論文中，奧昆（Michael Okun）總結說：「腦深層電刺激療法通常只在所有其他治療都用盡後才被考慮，『賽柏格化』讓許多患者宛如新生。這很大程度上要歸功於兩位傑出的科學家（德隆和貝納比德）的貢獻，讓我們進入了人類調控神經網路的時代。」[35]

在大腦深處放置低頻電流電極的做法，已在世界各地使用了三十年。有趣的是，科學家並不完全確定這方法為何有效，但話又說回來，我們仍然不能完全瞭解許多麻醉藥物在手術期間為何有效，以及我們的許多藥物如何改變疾病。我們只知道**這些東西「有效就對了」**。

未來的植入設備不僅能傳遞任意的電脈衝，還能充當記錄和傳輸機器。我們把這些類型的植入物統稱為腦機介面（BMI）。雖然美國食藥局迄今僅批准只能在一個確定位置內產生電場的植入物，但腦機介面將能記錄並刺激單一的神經元。當年埃瓦茨率先在實驗室中進行「單一神經元測試」，如今科學家正在記錄人類單一神經元的道路上開疆闢土，目標是將神經元的訊號回傳到機器上。

我們的大腦，即身體的中央處理器（CPU），負責接收生活中所有的感覺資訊（視覺、聲音、觸覺、嗅覺、一般感覺、平衡覺），然後在潛意識下或有意識地處理這些資訊。通常，輸入的訊號都無關文字，需要經過意義的推理和計算。語言，無論是書寫語言還是口說，同樣都需要認知、分析、形成記憶和反應。

我們的輸出則包括臉部和四肢的運動。有趣的是，收集資訊時我們無需移動任何肌肉；但溝通時卻很難比照辦理，完全不移動我們的嘴巴、聲帶，或使用我們的手打字、寫字或簽名。目前看來，腦機介面是終極的植入物。到目前為止，植入物已取代許多身體的功能：撐住冠狀動脈以維持通暢、替換掉關節炎的關節、取代老化水晶體、強化弱化的腹壁。在不久的將來，腦機介面將推動社會進入一個更賽柏格化的未來，到時候，不僅可以用來治療人們的疾病，還可以讓人們變得更美好、更強壯、更快（引用自《六百萬美元男人》*）。

隨著生物治療和基因治療的改善，毫無疑問，醫學的重點在一個世紀後將不再是癌症（將被治癒），也不是慢性疾病（糖尿病、自體免疫疾病、退化性疾病、關節炎和心臟病將變成遙遠的記憶）。

二十二世紀的醫學所關注的將是如何製造超級人類，屆時植入物手術已不只用來治療疾病，而是用來製造更優等的賽柏格。聽起來很可怕嗎？也許吧，但這比你想像的還要更難避免。

* 譯注：是一部改編自一九七二年的小說《賽柏格》（*Cyborg*）的美國科幻電視劇，主角奧斯丁在試飛事故後，被植入了各種仿生植入物加以改造。

第21章 賽柏格未來與電子人

「以前，外科手術講的是血或腸子。未來，外科手術講的是位元和位元組。」

——《尖端醫療的真相》（*Bleeding Edge*）

「好了，機器人醫師現在可以幫你看診了。」

——《尖端醫療的真相》（*Bleeding Edge*）

我在前往醫學院二年級的課程路上快遲到了。我從郊區的公寓搬到醫療中心附近一間三房式的平房後，就能沿著凹凸不平的人行道，很方便地走路去聽晨間講座。我把背包掛在肩上（跟大家一樣，我只用單肩背包，以免人們覺得我像什麼科學小醫師一樣），滿腦子都是即將到來的細菌學考試，畢竟這堂課在醫學院裡出了名地愛當人。

而我現在遇到一個怪異的場景，一對老年夫婦手牽著手站在路邊的街區中間。他們一動也不動地面向馬路，似乎在等待什麼。我放慢腳步，看了一眼對面馬路，沿著他們的視線看過去。然後，我突然發現他們是盲胞，他們的頭微微朝下，眼神卻沒有沒有聚焦在對的地方。我停了下來，意識到他們想要過馬路，猜測他們正在這條單行道上聽有沒有車子通過。

我的街區裡有幾間兩房和三房式的美式平房，多半於一九三〇年代建成，前院裝飾著蒲公英，路上有個大洞，在樹木被挖走之前，那裡本來是座停車場。這個社區不知道有多少醫學生和住院醫師來來去去、住在這裡，就像在我之前的住院醫師一樣，我沒有錢改善居住環境，也沒有精力去做這件事。住在我們附近的是一對在這裡已生活了幾十年的老夫婦，這對盲人夫妻一定也在這條街上，這樣子過馬路很多年了。

一輛破舊的小貨車隆隆駛過，他們還在繼續等待。我站在馬路對面看著他們，已經沒有任何車子了，我不太懂他們為什麼還在繼續等著。其中的男人年約六十，留著一頭光滑的黑髮，穿著像是阿爾奇·邦克（Archie Bunker）* 的服裝；身旁的女性穿著五顏六色的連衣裙以及樸素的鞋子，泛白的波浪捲髮上戴著實用的髮帶。突然，男人抓著她的手迅速衝過馬路。一到我這邊的人行道，他們就繼續沿著馬路行走，要不是我快要遲到了，不然我實在對這對夫婦相當好奇。我什麼都沒說地從他們身邊繞過，心裡希望能跟他們說上話，希望能在其他時間遇到他們。

幾個月後，我在身體檢查課上（在這堂課上，我們必須用盡我們所有感覺做出診斷）向教授提到這段偶遇，他馬上就知道我說的那對夫婦是誰。他們是道迪一家，他們不只眼睛看不到，連耳朵也聽不到。連耳朵也聽不到？現在回想起我在路上看到他們的那一刻，在他們穿過街道之前的確非常小心。他們根本沒在聽有沒有迎面而來的車輛，而是試著在感覺些什麼。

我從教授那裡瞭解了更多關於道迪一家的事情。這對夫婦已在一起很多年了，倫納德在五歲時就因為細菌性腦膜炎而失去視力和聽力（在一九四〇年代之前，世界上的每個人都很有可能被細菌感染腦部），而貝蒂生來就聽不到聲音，後來在年輕時又因為視網膜色素病變而失去視力。他們在對方的手上以手語相互交流（「手指拼寫」）。那他們又如何與不懂手語的人交談呢？我的教授並不完全確定這些機制，但他告訴我這與觸摸說話者的臉有關。

現在，我更渴望看到道迪一家，並與他們互動，希望他們不會覺得唐突。

一週後，我在醫療中心見到了道迪先生。他在大廳的等候區獨自坐著。這是我的機會。

我慢慢地接近他，想知道他是否能感覺到我正在靠近。我輕輕地把手放在他的肩膀上，抓住他旁邊的空塑膠座椅。

倫納德迅速轉過頭來，朝著我的方向給出大大的微笑。當我伸出手和他握手時，他整個身體都轉向了我，並在短暫觸摸了我的手之後，將右手巧妙地放到了我的臉上。他

＊ 譯注：是美國電視劇《一家子》（*All in the Family*）中的角色，是一位總是穿著白襯衫的老年男性。

的拇指輕放在我的唇上，食指和中指則按在我的下顎轉角上。他的手掌心壓在了我發聲的地方，我一直很害怕別人觸摸我的臉，但我們突然配合得還不錯，推翻了我的社交疑慮。

雖然我們是第一次見面，但他滿臉活力的微笑讓我感到開心。他從嘴裡說出：「你好，我是倫納德。」我雖然聽得懂他的發音，不過，他的聲音和其他聾胞相當類似。

「我叫大衛。」我緊張地讀著他的臉。我們真能跨越鴻溝嗎？

「你好，大衛！」倫納德熱情地喊道。一個新朋友。

我看了看四周，只有一小群坐在輪椅上的患者；一位帶著十幾歲青少年的母親、一名穿著風衣且無家可歸的流浪漢，還有一位西裝筆挺的藥廠業務代表盯著我們。我跟他解釋說，我們其實住在同一個街區，我見過他們夫妻走路到醫療中心。倫納德向我解釋，貝蒂在醫療中心的洗衣部工作。雖然有點困難，但我們仍在溝通，我已經習慣他摸著我臉的方式。幾分鐘後，貝蒂的同事牽著貝蒂走了過來。

倫納德和貝蒂牽著手，立刻用手指在對方手掌裡安靜無聲地打著手語。貝蒂往我這裡靠近，並用幾乎如同一般人的方式說：「很高興見到你，大衛。」

我真的看傻了眼。在幾分鐘內，我們相互自我介紹，我希望將來他們會記住我。我急忙回到醫學院的學術大樓，深深地被道迪的決心與善良所啟發。後來我們還聊到他們的歐洲之行，以及他在一家機械行的工作、他的木工嗜好和其他奇蹟。我更加瞭解了倫納德用雙手去理解他人的能力。這種方式被稱為「振動發聲法」（Tadoma），運用感受對方的呼吸、唇形與下巴的運動，以及發聲的振動，來理解對方說的話。

之後，我便不時在這附近遇見道迪一家，雖然我覺得他們的溝通能力十分驚奇，但他們通勤的能力才是個奇蹟。我發現倫納德在當地的街道閒逛時，並不需要使用盲人拐杖，他對每一個路緣和障礙物瞭如指掌。有一天我跟著他們研究這項技能，這就像一場「釘上驢尾巴」（Pin the tail on the donkey）*的兩人三腳大賽。在家附近的十字路口，我看到他們一動不動地將感覺敏銳度最大化，就像開著一台七〇年代的雷鳥†一樣。我們距離彩虹大道只有一個街區，彩虹大道是條滿載卡車和汽車的城市要道，我不知道他們是如何知道哪些車子是朝著南北向行駛、哪些車子又是在四十一街朝著東西向行駛的。當對面道路淨空，不見車輛通過時，競走比賽就正式開始，他們手牽手踩著相同的步伐走到另一邊，雙腳在跨上人行道前還特別抬起。他們默默地回到溫柔緩慢的步伐，平安地回到凹凸不平的人行道上。

隨著我進入醫學院的第三年，我換到了哈里．杜魯門榮民醫院，已經好幾個月沒見到道迪一家了。現在，精神科的實習又帶我回到大學醫院，我希望很快就能見到他們。

今晚，我和總醫師接到電話，要從急診收治一名精神科患者，我趕緊下樓去照顧這

* 譯注：是美國常見的派對遊戲，參加者必須蒙上雙眼後不斷轉圈，直到暈頭轉向之後，開始將牆上的驢子尾巴與驢子圖案配對。

† 譯注：是美國福特在七〇年代相當盛行的車款，車頭寬敞，因此駕駛時要更加提高警覺。

位躁症發作、有生命之虞的患者。她已經連續三天沒有睡覺、不斷發出嘶吼聲，且極度焦躁。我以前也照顧過處於狂躁狀態的患者，但我對這位住在軟墊牢房、沒有家具和鬆散物品的消瘦病人感到有些害怕。

我的臉靠在房門的窗戶上，看到那位女患者瘋狂似地來回走動，用一小塊菸屁股假裝抽著菸。菸沒有真的點上，但被她用來當作指指點點的工具、指揮棒，甚至是寫作的工具。她完全無視我，但卻對著一群看不見的人，熱切地懇求他們告訴她倒十字架的意義。她拿著手上微小的菸屁股，將之翻到後頭，用僅剩一丁點兒的菸草，在軟墊牆上對著同一個倒十字架上畫了幾十次，不斷回溯十字架的形狀並予以強調。她幾乎無法說話，我為這位無辜的患者感到難過。

當我無意間聽到幾個急診住院醫師談到剛才有位聽障者入院時，我轉身離開門上的觀察小窗，與我的總醫師會合。「盲人怎麼會在地下室有一間木工店？」

我一聽就知道，那是倫納德。

「道迪先生在哪裡？」我問那位年輕的醫師。

「急診第三區。你認識他嗎？」

「他是我的鄰居。他還好嗎？」

「嗯，他切到了手指，但沒有大礙。你想和他打個招呼嗎？」

我將窗簾拉上，道迪先生躺在急診床上，右手上包著血跡斑斑的毛巾。他的妻子坐在旁邊，把手放在他的肩上。我繞過急診床，捏了捏他們的肩膀來迎接他們，他們的手很快就沿著我的前臂握住我的手。當然，倫納德只剩下左手可以用，但還是試著找尋我的臉。

只花了一秒鐘，倫納德就認出我來。他急忙向貝蒂伸出手，她立刻鬆了一口氣說：「大衛！」她站了起來，而倫納德露出所有認識他的人都會喜歡的燦爛笑容。

有一天，我會成為外科醫師，但此刻我並不是來縫合撕裂手指的。我不是照顧他的醫師，我只是一個偶然發現鄰居有所需要的朋友。我對倫納德的平靜和勇氣感到相當訝異，也很驚訝他雖然已經為了安全付出許多努力，但還是不幸受了傷。

更重要的是，倫納德的一生都需要借助手指來幫助他理解這個世界，手指受傷不知道對他的人生會有多大的影響。割斷手指是場悲劇；但如果你已失去雙眼和雙耳，只能用手和人溝通的話，那完全是一場災難。

倫納德在小時候約莫三〇年代左右，患得腦膜炎，在當時實在無法可醫。但今日如果發生類似的感染，只要及時用上強大的抗生素治療，就很有可能治癒。貝蒂先天性的耳聾雖然無藥可醫，但類似的聽力損失已經能用人工耳蝸來取代。那麼，對於喪失視力的人，未來又能怎麼處理呢？毫無疑問，無論是眼睛還是大腦的損傷，未來植入式的醫療器材將能恢復失去的視力。

但是道迪一家之間的愛情故事呢？關於失去的感覺、陪伴、幫助和引導呢？這段鼓舞人心的情誼與殘疾有關，之後又因相互依賴和對獨立的渴望，延續了這段情感。如果能治療所有的疾病，我們會就此失去強韌性嗎？如果所有的悲劇都能被改寫，勝利會不會變得一文不值？

未來十年

你可能會覺得我是個「充滿偏見的外科醫師，在為醫療器材業遊說」。但我並不這麼認為。我在醫療器材檢查流程中，總是完全秉持正直的心態來看待醫療器材的各種缺點。再者，我還批評了美國在植入物登記方面驚人的缺失，以及當今世上某些醫材製造商之間令人慚愧的黑箱作業。

最近的期刊論文、書籍和一部寫實紀錄片都強調了植入物的可怕缺點。在二〇一八年的電影《尖端醫療的真相》（*The Bleeding Edge*）中，有段令人作噁且難堪的片段，談到美國食藥局委員會正在就是否該批准樂母麗永久植入式避孕器而進行辯論。過程中甚至還開玩笑說，如果這個裝置被證實有危險性，那原本的審查員該怎麼辦？這完全是對醫療最高原則的嚴重背叛！

我確實堅信現代醫學能有效且優雅地改善人類的生活，這使得我對於幾世紀以來（尤其是過去七十五年）現代醫學的戲劇性變化拍手叫好，並同時猛烈批評漏洞百出的植入物評估系統、醫材製造商當中少數的壞份子，以及那些只顧及自身利益而毫不節制收治患者、毫無靈魂可言的醫師。

如果真有地獄，將會擠滿這些無情且蓄意傷害患者的臨床工作者。沒有比失去知覺地躺在手術檯上更為脆弱的時刻了。在他人毫無防備之時給予照顧，同時是一種特權，也是沉重的責任；違反這種神聖的信任是無法饒恕的。貝爾（Laura Beil）所講述、關於鄧奇醫師*的故事令人毛骨悚然；外科醫師背信棄義的無能，是我們所能想像到的最糟糕的背叛形式。[1]

我希望能更客觀地去看待醫療器材產業的缺點，同時也能欣賞醫材產業的科學家、醫師和商人所取得的驚人成就，並提供一個清楚的願景，讓我們的社會（和立法者）能制定植入物革命的法規。但是，唯有在理解歷史並認知當今情勢的前提下，才能實現這樣的觀點。

如今美國的醫療費用之所以這麼昂貴，是因為突破性醫療科技的成本非常高；有醫療保險的患者負擔得起昂貴的治療方案，而醫院當然也很樂意提供水準以上的治療方案。就如本書所討論的，不久之後，美國每年將進行超過兩千萬次的植入手術，總費用將高達數千億美元。我們總是會抱怨醫療照護行業和 Medicare 的效率有多「低」，但沒有這些產業，就不可能成就現代醫療的輝煌。

很明顯地，現代醫療非常昂貴，因為植入物、藥物、醫院和醫師的成本都非常高。在過去，醫師還懵懂無知、醫院還是死亡之家、只有粗陋原始的藥物和植入物並不存在的時候，醫療的價格確實相當低廉。

要將植入物革命提升到一個全新的水準，就必須擁有以下條件：

---

* 譯注：鄧奇醫師（Christopher Duntsch）在取得醫師執照後假造履歷，以拙劣的手術手法傷害了無數的患者，直到二〇一五年才被逮捕並遭提起公訴。

1. 全面而詳盡的植入物登記制度。
2. 改進美國食藥局對醫材的監管，或許也需要徹底重新制定審核流程。
3. 改善醫療健保和醫療照護的價格補貼。
4. 公布所有外科醫師和醫院的併發症發生率和預後狀況。

為了實現以上提議，我已準備好與我的醫師同事和醫材產業的每個人對立。基於各種利害關係，要做到上述四項建議需花費巨額成本，也是合情合理的。但誰來付費呢？可能要由製造商、醫師、保險公司和醫院共同分擔。所有參與其中的人可能都會覺得非常痛苦，得做出重大犧牲，但美國若想保持在科學上的地位，就必須堅定致力於長期的品質。與其他行業相比，追蹤長期結果是迄今為止，確定最佳方案的重要方式。

未來

未來的樣貌會是什麼樣子？簡單的答案是：關節置換、心臟節律器、醫用導管、人工網膜、心臟瓣膜和腦深層電刺激器都**逐漸進步**。調整其設計和修改原型，都將帶來微小的改進，但每個專科領域的製造商打造出一系列的植入物，就代表的科技上的大幅躍進，也時常會開啟過往從沒有人挑戰過的疾病領域。

醫療器材製造商的規模將會越來越小。

人工心肺一開始約為衣櫃的大小，有多個呼呼作響的滾筒——扭動的管子中湧動著深紅色血液——以及無數個零件。機械化的心臟是在近幾十年才發展起來的，目的是為不須臥床的患者提供心肺功能。雖然八〇年代第一顆植入式的人工心臟確實植入在患者的胸腔中，但負責供電的電池仍大的像洗碗機一樣。對於人造心臟來說，這種運作過程十分顛簸，但現在這些設備皆由外部微電腦控制，電腦則由火腿三明治大小的電池供電。總而言之，患者四處走動甚至運動時，都會背著一個小背包。除了胸部的傷疤，現代的機械心臟接受者還有一個明顯的特點：他們沒有脈搏。這些機器的內部有連續轉動的葉片，無須會開關的閥門（心臟瓣膜）就可以驅動血液流動。

新型的機器還會更小，未來的發電設備有可能會使用像鋼鐵人身上的植入式電池，一次就能用上好幾年。未來的人工心臟將不再像機器幫浦，反而會小到難以想像的程度。事實上，雖然現在還無法想像，但未來的人造心臟可能是奈米級大小。

我們的腎臟大約與拳頭一樣大，但需要大約身體五分之一的血液供應。它們負責清除血液中的廢物（排到尿液中），並保持電解質平衡。當腎臟衰竭時，必須接受活體腎臟移植或定期洗腎。目前，洗腎機高約四英尺，類似一個帶管子和旋轉氣瓶的小型人工心肺。人們不禁要問，這些機器不到幾十年內會變得多小？人造腎會小到可以植入體內嗎？我實在不敢說不會。但隨著人工器官持續變成微型，治療方式也會更有效地避免使用到人造器官。

隨著基因編輯技術（CRISPR）的出現，毫無疑問地，每個人都將完成 DNA 解碼。

更重要的是，我們能藉此糾正遺傳缺陷。所有可能與遺傳相關的疾病（遺傳性疾病或染色體損傷）都將成為過去，包括類風濕性關節炎、心衰竭和皮膚癌等。

創傷（包括脾臟和肝臟撕裂、肺塌陷、骨折和腦部挫傷）似乎是人類生活當中的必然。具保護性的運動器材或增強版的車輛安全系統，都能降低傷害的嚴重程度。然而，在有如科幻小說的未來，有沒有可能完全無人傷亡？我猜「不太可能」，但幾十年前，應該也沒人想到大腦植入物可以消除手部顫動的症狀。

如果生命是宇宙中最神聖的東西、如果「生命權是人類最基本的價值」，[2]那麼死亡就是危害人類的罪過。一旦要開始延長人類壽命，醫療照護產業的影響層面將變得更加重大。如果我們注定要活上幾百年，我們是否會都更害怕創傷和無謂的死亡？在現代遭遇車禍而意外死亡是一回事，但在未來原本預期能夠活上好幾個世紀，卻也因車禍而死亡，又是另一回事了。最終，我們可能會更加畏懼死亡。

我們真能戰勝細菌嗎？這些微生物戰士可能是我們最嚴峻的挑戰，不過我們一旦真正利用了基因控制的力量，我們怎麼能打賭人類沒辦法消除這些威脅呢？也許對人類更大的威脅，將是星際太空船帶回在其他星球演化了數十億年的外星微生物。你一定覺得我瘋了。

可以想見在未來幾十年裡，將會展開一場三管齊下、對抗各種疑難雜症的戰爭，這三種方式分別是：生醫藥、植入物和基因治療。在基因治療的補救措施獲得更多改良之前，生醫藥（藥物學和營養學領域）將繼續在細胞層次上治療疾病。當這些都無效時，就會考慮植入某些裝置以治癒疾病。例如，人們直到一九二〇年代純化出胰島素、以每日胰島素針劑來治療糖尿病之前，並不完全瞭解糖尿病。隨著胰島素幫浦的出現，針劑就變得不那麼重要了。雖然人們對植入的胰臟組織已進行深入的研究，期望能恢復患者自體胰島素的製造功能，但基因治療仍是最終極目標。對於糖尿病來說，從生醫藥、植入物和基因治療切入的戰爭依然存在，但在一個世紀後，應該沒有人會選擇用注射胰島素的方式治療糖尿病，而這將會是無可避免的趨勢。

你可以用以下問題來檢驗醫學未來學家的信念：如果你現在必須把全部資產投資到一家專門的醫療公司，然後接下來的一百年不能碰那筆錢，那麼你會把錢投資到哪裡？是製藥公司、人工關節製造商、基因研究的公司，還是研究生物電的公司？雖然我本身就是骨科醫師，但我實在無法想像一個世紀後人們還在置換關節。同樣道理，應該也不會有患者持續進行化療，因為屆時根本不會有人罹患癌症。因此，決定要投資在生物電研究或基因研究的公司，取決於你認為醫學的未來將著重在哪個領域。醫師將來是負責治療疾病，抑或是負責強化賽柏格新人類？

人類肯定會在一、二十年內使基因改造成為常態。有可能在一個世紀內（甚至更快），每個人都能擺脫遺傳的錯誤，這甚至會成為強制性的措施，因為有染色體缺陷的人會因此被視為「罹病的」，到時已經無關個人意志的問題了。我預言，二十二世紀的人們反抗「基改」的力道，會使當今的反疫苗勢力看起來弱不禁風。

人類將成為最終極的基改生物。

屆時遺傳性疾病將成為過去，癌症逐漸消失，我們的下一代甚至可能因此而完全不需要修正他們的基因組。令人驚訝的是，有可能一整個世代的群體基因組都經過純化後，就不再需要更進一步的修正了，因為所有的配子將共用純化後的基因。嬰兒出生時將帶有「正常」的染色體，不受自體免疫性疾病、食物過敏、精神疾病、癌症和心臟病的威脅。當人們不再生病，我們的注意力都將轉向強化身體、精神和社會現實。我認為，這仍需要使用植入物，也就是腦機介面。

這就是為什麼我會把自己的百年資產，放在研究生物電植入物的公司上。

美國食藥局現今批准的大腦植入物，只能針對特定位置產生電場，但腦機介面將能對單一神經元進行記錄和刺激。埃瓦茨是第一位在實驗室動物身上測試「單一神經元」的研究者，如今的科學家正在開發記錄單一神經元的方法，希望能將神經元的訊號傳輸到機器上。

現在，腦機介面裝置仍然少見。耳蝸植入器（外部的感測裝置看起來像是結實的助聽器，有條通往內耳耳蝸深處的管線）就是一種腦機介面，它能接收訊號，並將聲波訊號轉為電子訊號，傳遞給聽覺神經通往耳蝸的分支。人工眼（在早期開發階段）在概念上就與人工耳蝸一樣，是用人工感覺裝置來處理感覺資訊，並將訊號傳向神經。

與替代感覺器官的耳蝸和視網膜的植入物相反，未來（甚至）更先進的植入物將是「神經介面」裝置，電子訊號既能輸入（感覺），也能輸出（向外的訊號）。有一天，這些交流會來自大腦某塊很小的特定區塊，而神經介面科技將提供雙向溝通的管道。

你知道脊髓是一條帶有十億條細小神經的管道，[3]但你有想過為什麼脊髓一旦受傷就不能修復嗎？過去曾作為一名手外科隨叫隨到的住院醫師，我常常要面臨艱難的挑戰——要在某人自殺未遂後重建他的手腕結構。有些絕望的患者用刀割斷自己的手腕，切斷總共九條肌腱、兩條動脈和正中神經。所謂的「義大利麵手腕」極具挑戰性，因為要正確地將肌腱重新連接到原有的手指肌肉上（是的，手指肌肉位在前臂），是很困難的事情。外科醫師必須費盡心力地整理雜亂無章的肌腱並正確配對，只要弄錯任何一對，都有可能毀了手部的功能。

如果連配對這些結構就已經是外科手術的難題，脊髓的十幾億神經元又該如何修復？這就是為什麼椎體骨折合併脊髓損傷的患者應該要先固定骨頭，而不是先「修復神經」。更何況，這些神經軸突的直徑只有蜘蛛絲的四分之一寬。

或者，因為我們已經知道大腦皮質上運動區和感覺區的確切位置，未來很有可能透過像家庭大裝修的時刻，進行全身性的重新佈線，以解決脊髓損傷問題。科學家正在開發一種能感知我們大腦意圖的特殊感覺設備，稱為 BioMEM（微機電系統）；BioMEM 可以繞過脊髓，直接和周邊神經連接。這些微型化的神經探針「整合了放大電路、多路複用、尖峰檢測、無線充電和雙向無線數據的傳輸機制」，並且「成為一種輔具，能用在許多使人衰弱的神經系統疾病上」。[4]

隨著奈米科技和電子設備微型化的持續進步，BioMEM 正在改變醫學的樣貌。也隨著手術的侵入性變得越來越低，治療破壞性脊髓損傷的願景不再只是幻想。

醫學現代化的故事通常從畏懼疾病開始，然後從相對輕症的疾病下手，最終才開始關注生活上的種種不便。就像臉部整形手術，一開始最先注意到的是那些奇形怪狀的缺陷，例如因梅毒失去鼻子，到後來則轉為追求美學及文化品味的外科手術。

未來肯定也會按照脊髓損傷、中風、腦腫瘤、腦性麻痺和癲癇發作的路線，依序在大腦中使用 BioMEM，最終才會過渡到早期癡呆症、強迫症、中度抑鬱症和失智症等危害較小的疾病。我敢大膽預測，這些疾病在下一個世代都會以某種類型的大腦植入物，透過調節神經功能而予以治療。

但接下來呢？談到大腦，我們會不會從關注疾病發展到關注殘疾，最終甚至發展出超能力？我覺得會。

就像本書所提到的，美國每年約有二千萬次的植入物手術。我們多數的醫療費用都與各種醫材有關，但慢性病的住院治療每年也至少花費了數千億美元。如果有了基改科技，毫無疑問地，許多慢性病（和癌症）都將被消滅，進而促使人類更專注於實現「更快、更高、更強」（*Citius, Altius, Fortius*）的奧林匹亞精神。

我們的賽柏格未來又會存在何種限制呢？一旦我們治好慢性病，人們將無可避免地想將自己的身心能力發揮到極致，這將導致所有人在某種程度上**變為機器**。這並不是說，每個人都會接受開腦手術植入 BioMEM（雖然這很可能發生），但或許在用機械改變人類物理大腦的未知過程中，也會改變原有人類的心智。

這對於多數人可能是一個毛骨悚然的想法。我們是否願意活在一個人人都有一部分是人造自我的世界裡？

就像菲尼克斯（Joaquin Phoenix）在動作片《雲端情人》（*Her*）中，愛上模擬人類女性的「莎曼珊」（由史嘉蕾・喬韓森〔Scarlett Johansson〕配音）的控制系統。如果你也對他發展出來的情感，感到某種生存危機，那你並不孤單。光是想像與超現實的電腦相互交流，甚至愛上彼此，的確令人有些不安。許多觀眾認為，在你**知道**這一切是虛假的前提下，還會有人「愛」上電腦，真的非常令人不安（或難以置信）。但它確實突顯了一個事實，那就是人際關係雖然通常是物理性的，但其實更是立基於心靈層面上的。

也許比跟電腦建立情感關係更令人不安的，是在《機械姬》(*Ex Machina*) 中出現的人類與機器人的綜合體。在電影中，一個世上最有錢的人躲在一個極端孤立的房屋和研究設施裡，邀請年輕的電腦程式師克萊柏，到他的堡壘中判斷自己所創造的機器人艾娃是否具有人性。艾娃有一組透明的軀幹和四肢，你可以直接看到她的電子內臟，儘管如此，年輕的男主角卻開始對她表現出同情，甚至愛上這位看起來相當真實的機器人。隨著劇情發展，我們也很容易將艾娃擬人化，甚至會自問：「如果換成我，在現實中也會無法判斷嗎？」《機械姬》的編劇兼導演加蘭（Alex Garland）說：「這部電影就是在說一部機器如何變成一個女孩的故事。」[5] 對這位編劇來說，當我們認可她的情緒和動機時，艾娃就會是一個「女孩」，也正是這些情緒，讓許多人類變得衝動和危險。

當機器人與人工智慧（ＡＩ）威脅到我們的統治地位和主控權時，就會變得令人畏懼。尤其是當權力似乎會隨「機器崛起」而永久喪失的時候，這種感覺更是強烈。然而對多數人來說，人工智慧的概念仍舊相當神祕。像我這樣連一行電腦程式都寫不出來的人，根本難以理解人工智慧如何運作、進而變得危險的。但對於那些理解和搭建人工智慧的人來說，人工智慧的未來卻是顯而易見的。

在許多方面看來，人工智慧正在我們四周發生，而不只是一個在劍橋或是麻省寫出來的獨立軟體。千萬不要限制自己的認知，以為人工智慧只是很會下棋的電腦程式（這只是一種非常特定的人工智慧），而是應該將未來的人工智慧視為**通用型人工智慧**（AGI）：能夠學習、思考，甚至（可以說）具有良知。

通用型人工智慧的發展，比起人類的賽柏格未來或是任何植入物發明都還要重要，但途中仍有許多令人驚訝的障礙。例如，一個小孩很容易就看出貓和狗的區別，但電腦卻很難處理這種類比。因此，電腦科學家正在深入研究我們的頭腦的學習和處理方式，期望有一天，一群電腦最終能夠自主學習，並制勝他們的程式設計師，那時候的通用型人工智慧將變得勢不可擋。

今日，通用型人工智慧的應用已經發生在我們生活周遭。馬斯克說：「一間公司本質上是一個由人和機器組成的賽柏格組織……Google搜索上有這種集體人工智慧，而我們就像某種網路中的節點穿插於其中，有如樹上的葉子。我們都在用自身的問題和搜索來餵養網路。我們在共同設計這個人工智慧。Google（以及Facebook、Twitter、Instagram和整個社群網路），加上所有與網路相連的人，都是龐大的集體賽柏格。」[6]這個反饋迴路會不斷強化機器的能力，並增強所有的機器處理資訊的能力。要記住，某些事物早就不是難題——電腦幾乎以光速運行著；而神經機器所帶來的認知能力，將使人類成為超人類（superhuman）。

從某種意義上說，其實你已經是賽柏格新人類了。這早就是鐵錚錚的事實，各位親愛的讀者，此時此刻你一定也隨手就可以取得一台智慧型手機。這台手機的記憶絕對比你好得多，當你連接到網路時更是如此。忘了吉布地的首都是哪裡嗎？只要拿起手機問一下（順帶一提，吉布地共和國的首都就是吉布提）。需要複習一下怎麼打領帶，或者你不記得祖母的肉桂捲食譜要放多少奶油？你可以在幾秒鐘內就知道這些資訊。又或者，如果手機裡的所有東西不只是觸手可及，而是直接被放進腦中呢？

不過，你一定會問，世界上有誰會蠢到願意將電腦放進自己的大腦中？這根本不會發生。你一定這麼想吧。

用BioMEM治癒脊髓損傷、震顫和癲癇發作的可能性，有如「觸電」一般令人興奮（原諒我的雙關語）*。將來，各種先天疾病（如腦性麻痺）與後天疾病（如癲癇發作）都將可能採用先進的腦植入物進行治療。這就是所謂的電子藥物，這些腦部植入物能夠「藉由控制進入特定器官的神經訊號，準確地鎖定特定的醫療症狀」，[7]並開始測試某些看似與電生理現象無關的症狀，例如類風濕性關節炎和糖尿病。電子藥物真的可行嗎？像葛蘭素史克（GlaxoSmithKline）這樣的巨型製藥業，就已投入了大量資金。[8]

隨著我們的注意力從疾病治療轉向疾病預防和根除，毫無疑問地，人類將發展出具有超級肉體（和心理狀態）的智人。我們未來的後代將是純化染色體和強化優點的受益者。不僅改善了視力、聽力、牙齒排列和冠狀動脈的健康，也改善了身體的耐力、記憶力和情緒。未來很有可能會植入神經探針，以顯著地提升人類的能力。

如果我們的祖先是直立猿人，那麼我們的後代可能是「電子人」（Homo Electrus）。無須懷疑耳機是否會繼續保持無線，甚至還有可能將喇叭直接植入我們的大腦。更複雜的

* 譯注：原文為electrifying「令人興奮的」，其字根electri有「電」的意思。

方式是直接將電線放進耳蝸，甚至是聽覺神經。隱蔽或是放大聽覺，現在都是有可能的。

出乎意料之外，科技正在祕密地、大幅地發展感知大腦神經脈衝的方式。總有一天，我們可以在不移動肌肉的情況下，傳遞我們的想法。透過神經探針控制大腦中的語言區，用心靈感應的方式說話的可能性相當高。聽起來很瘋狂？很多聰明人，包括馬斯克在內，都認為這是未來可行的一條路。[9]

雖然像《機械姬》和《雲端情人》這樣的電影令人不安，引發人們對於被電腦或機器人統治的恐懼，但更重要的關注點應在於與賽柏格人互動的未來。這比你的想像要更有可能。當社交圈的每個人都被數位化時，溝通會成什麼樣子？

機器在未來的崛起不會像是興旺發展的流氓機器人大軍，而是人類到**電子人**的轉變。在《魔鬼終結者》（*Terminator*）系列電影中，天網是伺服器、機器人、賽柏格、衛星和戰爭機器之間相互連結的人工智慧。只要一想到終結者能與《機械姬》的艾娃用電子訊號合作，就讓人感到不太舒服，看起來有點牽強附會。未來的電子人會用訊號來相互交流，雖然現在看似有些牽強，但我們的孩子總有一天會與純然有著電子視覺的人面對面說話。用萊利（Timothy Leary）的話來說，與一個能開機或關機的人類共存，會是什麼感覺？

我們想念沒有智慧手機之前的生活，那時人們會親身參加體育賽事和音樂會，會睜大眼睛、打開他們的感官來體驗世界。現在，手機擋在現實與我們之間，既沒有完整捕捉到瞬間的感動，也沒有讓我們活在當下。當那些電子小玩意不只是在我們的眼前，而是植入我們的大腦時，生活會變得多奇怪？

我不得不說我希望我錯了。但**電子人**幾乎把我嚇壞了。

據特格馬克（Max Tegmark）所言，從地球開始到機器人誕生，一百三十八億年的演化已經歷了三個主要階段。生命1.0大約在四十億年前出現，其特徵是簡單的生物存在，像細菌這樣的生物並沒有能力交流和學習。生命2.0是現代人類（約莫出現在十萬年前），具有先進的文化和意識，有能力溝通和改進我們的「軟體」。[10]特格馬克解釋說：「儘管過去五萬年來，我們人類DNA中的資訊沒有顯著變化，但儲存在大腦、書籍和電腦中的資訊卻發生了爆炸式的變化。通過安裝軟體模組，我們就能通過複雜的口語進行交流，確保儲存在人腦中的最有用的資訊可以複製到其他大腦，即使在發想到這些資訊的原始大腦死亡了，這些資訊也有可能存活下來。」[11]

在植入物革命的這個新生階段，我們可以將之歸類為生命2.1，帶有人工關節和心臟節律器，卻沒有即將到來的、大幅的認知硬體升級。許多人工智慧研究人員認為，因為人工智慧的進步提前到來，生命3.0可能會在下個世紀，甚至可能發生在我們的有生之年。[12]生命3.0的主要特點是軟體和硬體大幅升級，其中網路植入物將使人類能夠捕獲、處理、通信和記憶各種資訊，甚至比我們今天做得更優良。

不久的將來，賽柏格有機體將迎來**電子人**時代。奇點近了。

麻省理工學院畢業生、著名發明家和未來學家庫茲韋爾（Ray Kurzweil）認為，接下來的幾十年，我們將無法分辨人類與機器、物理現實和虛擬實境。[13]**「奇點」**借用自物理和數學的概念，指的是當電腦這樣的超智慧，將持續指數增長的時間點，這使得未來的機器所能具有的智能變得如此強大且誘人，人類將別無選擇，只能與電腦合作。

庫茲韋爾並不是什麼高高在上的未來學家。他是世上第一台CCD平板掃描器、第一台文字轉語音的合成器、第一套商業銷售的大型詞庫語音辨識軟體等多項技術的主要發明者。庫茲韋爾利用數十個數學模型和科技評估，得出了一個驚人的結論：等到二〇四五年，人類將實現奇點。「身而為人的各種限制，不應該是人類的本質，儘管我們確實有很多缺點，但這也同時是我們能夠超越極限的能力」。我們並沒有乖乖待在地面。我們甚至沒有乖乖留在這個星球。現在，我們不能再乖乖接受生物學上的限制。[14]

這場革命的三個組成部分將是「G. N. R.」，換言之，就是基因遺傳學（Genetics）、奈米科技（Nanotechnology）和機器人學（Robotics）。對我來說，庫茲韋爾在二〇〇五年出版的《奇點迫近》（*The Singularity is Near*）一書中，在預測基因改造即將發生的變化時，聽起來非常不可思議。僅僅十年後，CRISPR科技就處於治療遺傳變異的巔峰，庫茲韋爾做的夢似乎還不夠夢幻。一旦我們成為最終極的基改生物，擁有超人智慧的強化人類，也就離我們不遠了。庫茲韋爾說，藉由奈米科技和智慧機器人，這個未來將會發生。

演化造就了一個能夠思考和控制周圍環境的物種。人類這個物種現在已經「成功獲得改進自己的能力，並能夠重新考慮和改變這些生物學的基本原則」。[15]在接下來的二十五年裡，當機器的智慧超越常人、學習和記憶能力是我們的十億倍時，我們將走向生命3.0。隨著非生物智慧超越生物智慧，人類無疑將對自身的認知生活進行反向工程，「我們會試著建立模型、模擬，並在擴充性更好的介質上恢復我們的認知功能，甚至進一步修改和擴展我們的認知功能……」

正因為生物演化如此緩慢，所有東西都是從結構簡單的摺疊蛋白質開始成形，以相對冷酷且至今依然神祕的步調前進著。奇點的出現，讓人極度想要像機器人一樣思考。[16]

人們一開始會先將奈米科技和 BioMEMS 用於治療疾病，之後再用於強化人類，看來朝向超人類的現實邁進是很有可能的。很多聰明人認為，這將是人類的命運，而且會比你想像的更早發生。事實上，人類的非生物部分最終將占主導地位。一百年前，三分之一的西方世界感染了結核病，當你沿著滿是糞便的道路行走時，你無法想像身邊的人再也不會大聲乾咳。但今日，我相信你根本沒看過結核病患者的樣子。

改變人類世界的革命，包括工業、交通和能源革命，發生得都比任何人一開始時所能想像的要快；但與即將到來的植入物革命相比，都將顯得遜色許多。

植入物革命的最後階段，將是地球上四十億年生命史上最複雜的科技革命，因為這會是一場挑戰演化，並創造賽柏未來的革命階段。

＊　＊　＊

植入物革命起源於十七世紀科學學會的興起、十八世紀科學化手術的誕生，以及十九世紀初顯微鏡的重新設計與改良；革命隨著化學知識爆發、確立細菌理論，以及建立疾病和器官與細胞的關係而獲得鼓舞。從第一次常規的疝氣手術到一九四一年引入青黴素的半個世紀裡，嘗試了首次（失敗的）植入物手術。

兩次的世界大戰使醫療健保停滯不前，戰後各醫院由美國政府資助，開始大興土木。各項驚人的發展迅速興起，聚合物科學、電晶體、現代合金和抗生素的工業化生產，都需要一般保險和 Medicare 投入資金。**植入物材料、醫療經費、閃閃發光的全新手術室與使手術能安全進行的抗生素，都促使了革命的發展。**

經過七十五年的革命，美國與世界上任何一個國家所提供藥品的服務，依然有明顯疏失。但是，關節炎、心臟病、中風、腹部器官疾病、脊柱側彎、尿失禁、聽力損失、帕金森氏症、癌症和其他數百種疾病的治療都有了顯著改善，這些成果都與植入物有關。與十八世紀傳統醫學「善意的忽視」的原則相比，這些裝置非常昂貴，而且多數仍舊沒有經過足夠嚴格的科學評估。

達爾文在他的經典著作《物種源始》中，用最後一段極具衝擊力的段落，總結了自己的計畫：

> 因此，從自然界的戰爭中，從饑荒和死亡中，我們能夠想到最崇高的目的，就是製造更高階的動物並接續下去。生命最壯麗之處與具備的某些力量，都源自造物主所賦予的幾種或一種形式。雖然這星球已按照固定的引力定律不斷旋轉著，但一切都從這麼簡單的形式開始，從古至今逐漸變化出最美麗、最美妙的各種形式，而且持續演化中。[17]

演化有如冰河，隱藏在每一位科學家的視線下，直到一個格外敏銳的博物學家領會到它的宏偉。達文西的創造力、牛頓的聰明才智、愛因斯坦的想像力和達爾文的感知能力都不可能想到，所謂「**最崇高的目的**」將是「**電子人**」的誕生。取決於你的哲學觀點為何，數百萬年來緩慢的演化過程當中那些意外的基因變異，已經可以在幾個小時內於劍橋的實驗室或倫敦的手術室裡被顛覆。一旦我們戰勝了退化和遺傳基因的疾病，似乎可能不再需要這麼多用於治療疾病的植入物。今日，植入物製造商、外科醫師、醫院、保險公司、政府和各相關單位都正在共同努力，利用一系列的發明來解決生活上的需求。在不久的將來，也會有類似的聯盟相互合作，對抗重力定律，擺脫**智人**的限制，積極擁抱宏大的新生活。

致謝

這世上根本沒有「我知道了！」的時刻。至少這是我們在這個後現代世界中應該得出的結論，這相當不切實際。

在我第一次開始和 Wendy 約會時，她馬上就意識到我是一個狂熱於講故事的人，沒過多久，她就知道有一天我會成為一名作家。我在科學和外科手術領域繞了三十年的彎路，現在看來都是在為這本書做準備。我在世界上最大的圖書館裡待了無數個小時；我也曾待在文獻堆裡研究骨科的論文，有好幾個晚上甚至沒睡覺，只為了回復編輯的意見。現在，我已經很少親自做實驗，但依舊忙碌地在骨科執業，專門從事肩關節和肘部的手術。

有一天，我在淋浴的時候，我那「我知道了！」的時刻終於到來。原先開始這個計畫，是為了向一般大眾和醫療人員解釋現代手術的沿革。但我不斷沉迷於外科醫學史上許多偉人的有趣故事。我突然意識到，我可以用他們對抗疾病的過程將他們聯繫在一起。那天清晨，當溫暖的洗澡水沖在我的頭上時，我突然想到：嘿！我們就正處在一場醫學革命之中啊！

一般來說，革命會隨著政府倒臺或發明某些機器而爆發，無可否認地，你我就正深陷在這樣的動盪之中。平常如果沒有人特別指出這一點，你很難發現自己正生活在一個極為特殊的時代。我敢說，你隨便講幾個認識的名字，他們一定多多少少都做有過手術的經驗，根本不可能沒有的。如果你也做過手術，我幾乎可以說你體內八成有某種永久的人造材料——而這一直到一九四一年以前都還是不太可能發生的事情。

這就是我所謂的「植入物革命」。

雖然 Wendy 早就說我會寫書，但一直到十年前，在幾個朋友的鼓勵下，我才開始了這個計畫。在一次高中籃球賽上，Al Kileen 認真地看著我，堅持要我趕快開始這個計畫。在超級盃的派對上，Michael Mason 提供了火花，喚醒了我對寫作好久不見的熱情，然後在「這片土地」（This Land）裡給了我一個專欄，好讓我的文字得以綻放。對此，我實在非常感謝 Michael。我親愛的嫂子 Elizabeth Garnsey 是一位才華橫溢的作家和熱心的編輯，在早期就鼓勵我，也給了我真誠、具有建設性的批評。鼎鼎有名的 Jonathan Cott 在過去五年裡一直願意傾聽著我，並表示肯定。他的忠誠與深思熟慮轉化為貼心的話語，如果沒有 Jonathan，這本書（以及接下來的任何一本書）都不會存在。

就跟其他作家一樣，我如今的成就都和我的成長經歷有關。我在堪薩斯州曼哈頓長大，是個被寵壞的孩子，所幸能遇到幾位很棒的老師，例如我六年級時的英文老師 Frazier 夫人、八年級時的英文老師 Coleman 先生，還有我高中時的英國文學老師 Kremer 博士，他是相當認真優秀的人。到了大學，Mark Williams 成為我的靈感來源。

我在醫療界的第一個榜樣是 Jeff Holtgrewe。一九八八年，他全方位地成為我的偶像，並建立了我心目中對骨科醫師的形象。就讀醫學院以及成為住院醫師的那段苦日子，他總是如此鼓舞人心，甚至在生患重病時，也依然堅持對抗。

我非常感激我在醫學上的老師們，特別是 H. Clarke Anderson、Vince Pellegrini，和 Neal ElAttrache、Fred Reckling、Kevin Black、Spence Reid、Paul Juliano、Sanjiv Naidu 和 James Tibone。他們在我的外科訓練中都是值得回憶的一環。

和我在科羅拉多一起開骨科手術的夥伴們，也非常支持我的這項「愛好」，以及多次前往歐洲和美國各地進行的研究旅行。特別是 Jared Foran、Michael Ellman、Mitch Robinson、Mark Mills、Ed Rowland、Nimesh Patel、Sameer Lodha、Doug Foulk、Pete Deol、Jim Johnson、Chuck Gottlob、Ron Hugate、Lonnie Loutzenhiser 和 John Froelich，他們都是很重要的寫作夥伴，也是熱情的支持者。我要對我在醫療器材界工作的朋友們，特別要對那些拒絕安於現狀的人，致上十二萬分的敬意。我不太喜歡高級醫療科技協會上醫師和醫療器材公司之間那種虛假的場面話，我也知道這些世界級的創業家，不太喜歡他人一直感謝他們……所以太過肉麻的話我就不多說了，但對那些領導這項事業的工程師和商人們，我衷心感謝！

任何人的一生，若有一個「超級好朋友」是非常幸運的。首先，我的雙胞胎兄弟 Daniel，一直是我身邊最好的隊友。他聰明、堅強也很支持我。像 Doug Burton、Rick Kanemasu 和 Daniel Wallace 這樣的朋友實在不多見。Todd Louis 是我三十年來最親密的朋友，也是第一個知道我此生要當個外科醫師的朋友。我真心希望我的孩子們也能有（而且要有）像 Todd 這樣的朋友。像 Mark Moulton 和 Jeff Yanovitch 這樣的朋友，知道什麼是無條件的愛。在博爾德，我最親密的朋友是 Stuart Crespi，他是個正直且願意相挺的人，也是我第二個母親所生的弟弟。

在《風雲人物》（*It's a Wonderful Life*）的結尾中，天使克拉倫斯在**湯姆索耶**的禮物上寫下「記住，一個有朋友的人絕不會是失敗者」這句話。和貝利（George Bailey）一樣，我常覺得自己是城裡最富有的人。

如果沒有一個很棒的團隊，任何人都不太可能在執行外科醫師的臨床業務外，還寫得出一本深入淺出的歷史書。Jodi Simcik、Kristy Cooper Neville、Paul Lee、Abby Price 和 Ashley Nicholson 不僅會用手指觸摸骨頭、診斷肩膀和手肘的各種疾病，也一直是我測試各種趣聞和研究結果的最佳觀眾。我這輩子都感謝你們的幫忙！

作為一名新手作家，出版這本書的每一小步對我來說都是某種啟發。非常感謝 Michael Mungiello 和 Michael Carlisle 在墨井出版社提攜像我這樣的新人。希望這是未來好幾本書中的第一本！致飛馬出版社的團隊的 Claiborne Hancock、Maria Fernandez、Jessica Case，謝謝你們給我一個機會，也希望我讓你們覺得開心。致我的編輯 Drew Wheeler，謝謝你把草稿改得更好以及你在編輯上的親切建議。

這本書獻給我的父親，J. E.“Gene” Schneider，他是一名戰士、科學家、獸醫、敬業的父親和祖父，也是有強烈信念的人。雖然他已經走了十多年，我每天都還會想念他。他對自己的孩子極度自豪，我相信如果他今日還活著，一定會在博爾德的珍珠街兜售這本書。我的母親 Judith Schneider 至今仍以八十六歲的身分探索這個世界。她的好奇心，以及拒絕被閉館的博物館和音樂廳拒之門外的個性感染了我。我是她驕傲而珍愛的兒子。我的兄弟和他們的妻子 Mark 和 Lynne Schneider、Ben 和 Rochelle Platter、Daniel 和 Gisella Schneider、Tim 和 Jenny

Brynteson、Elizabeth（和 Charlie!）Garnsey，以及 Herrick 和 Diane Garnsey 都是我靈感與智慧的泉源。

Wendy Garnsey Schneider 和我在一起已有三十餘年了。我們的四位孩子皆已成年，Emily、Luke、Jonathan, 和 Jennifer，他們是我最大的驕傲和喜悅。歸根究底，他們認同且接受我身為他們的父親，這才是我活著的意義。我希望他們的一生一切順利。這四個孩子，每一個都才華橫溢，注定要完成一些特別的事情。我迫不及待地想看看他們最後變成了什麼樣子。

最後，Wendy，我的靈魂伴侶兼最好的朋友。我們第一次見面時還是大學生，沒過多久就深深墜入愛河。通常，外科醫師會在所有艱苦的訓練完成後才結婚，但我們在我進入醫學院後幾週就結婚了。多年來的經歷了許多挑戰，Wendy 見證了我最好的一面，但也更常目睹我最壞的一面。儘管醫學院和住院醫師的生活實在痛苦得要命，但我們的婚姻（和初長成的家庭）還是慢慢壯大，度過了低谷。我的生活因妳的存在和永遠的支持而大為改善，我永遠無法描述我對妳的智慧、愛和支持有多麼崇拜和敬佩。看來妳要和我永遠黏在一起了！現在，開始下一次的探險吧。

——大衛・史耐德

107, 2008.
5 *Ex Machina* 2015—Behind the Scenes https://www.youtube.com/watch?v=nZcHPhGsNi0
6 Joe Rogan Experience #1169- Elon Musk https://www.stitcher.com/podcast/the-joerogan-experience/e/56151455. Accessed October 9, 2019.
7 M. Rozenfeld, "The future of medicine might be bioelectronic implants," http://theinstitute.ieee.org/technology-topics/life-sciences/the-future-of-medicine-might-be-bioelectronic-implants. Accessed October 9, 2019.
8 Ibid.
9 https://www.nextbigfuture.com/2017/03/elon-musk-has-gone-public-with-his.html. Accessed October 9, 2019.
10 Max Tegmark, *Life 3.0: Being Human in the Age of Artificial Intelligence* (New York: Vintage Books, 2017).
11 Ibid., p. 28.
12 Ibid., p. 29.
13 Ray Kurzweil, *The Singularity is Near: When Humans Transcend Biology* (New York: Penguin Books, 2005) p. 9.
14 Ibid., p. 311.
15 Ibid., p. 310.
16 Ibid., p. 298.
17 Charles Darwin, *On the Origin of Species,* (London: John Murray, 1885), p. 429.

20 Ibid.
21 M. R. DeLong, "Activity of pallidal neurons during movement," *Journal of Neurophysiology*,. 34: 414–27. 1971.
22 A. Mehta, Mahlon DeLong profile part 1. The Dana Foundation. http://www.dana.org/News/Details.aspx?id=42940. Accessed July 29, 2018.
23 https://med.emory.edu/gamechangers/researchers/delong/bio.html. Accessed July 29, 2018.
24 A. Mehta, Mahlon DeLong profile part 1. The Dana Foundation. http://www.dana.org/News/Details.aspx?id=42940. Accessed July 29, 2018.
25 Ibid.
26 http://www.dana.org/News/Details.aspx?id=42940. Accessed July 29, 2018.
27 H. Bergman, T. Wichmann, M. R. DeLong, "Reversal of experimental parkinsonism by lesions of the subthalamic nucleus," *Science*, vol. 249, Issue 4975, pp. 1436–1438, Sept. 1990.
28 Ibid.
29 J. L. Vitek, et al., "Randomized trial of pallidotomy versus medical therapy for Parkinson's disease," *Annals of Neurology*, vol. 53, 2003, pp. 558–569.
30 R. Williams, "Alim-Louis Benabid: Stimulation and Serendipity," *The Lancet Neurology*, vol. 9, Issue 12, Dec. 2010, p. 1152.
31 Ibid.
32 A. L. Benabid, P. Pollak, A. Louveau, S. Henry, and J. de Rougemont, "Combined (thalamotomy and stimulation) stereotactic surgery of the VIM thalamic nucleus for bilateral Parkinson disease," *Applied Neurophysiology*, vol. 50, 344–46, 1987.
33 G. E. Alexander, M. R. DeLong, P. L. Strick, "Parallel organization of functionally segregated circuits linking basal ganglia and cortex," *Annual Review of Neuroscience*, vol.9, pp. 357–81, 1986.
34 https://www.epo.org/learning-events/european-inventor/finalists/2016/benabid.html. Accessed August 4, 2018.
35 Michael S. Okun, "Deep-Brain Stimulation—Entering the Era of Human Neural-Network Modulation." *New England Journal of Medicine*, vol. 371, Oct. 9, pp. 1369–73, 2014.

第 21 章　賽柏格未來與電子人

1 https://wondery.com/shows/dr-death/. Accessed October 9, 2019.
2 Yuval Noah Harari, *Homo Deus: A Brief History of Tomorrow* (New York: Harper Perennial, 2018), p. 21.
3 https://faculty.washington.edu/chudler/facts.html. Accessed Aug. 15, 2018.
4 T. James, et al., "BioMEMs—Advancing the Frontiers of Medicine," *Sensors*, 8(9): pp. 6077–

3 J. M. Harlow, "Recovery from the passage of an iron bar through the head." *Publications of the Massachusetts Medical Society*. 2(3), pp. 327–47, 1868.

4 Maria Konnikova, *Scientific American*, Feb. 8, 2013, https://blogs.scientificamerican.com/literally-psyched/the-man-who-couldnt-speakand-how-he-revolutionized-psychology/. Accessed July 15, 2018.

5 Aubertin, 1861, quoted by L. L. LaPointe, *Paul Broca and the Origins of Language in the Brain* (San Diego: Plural Publishing, 2012), p. 129.

6 A. P. Wickens, *A History of the Brain: From Stone Age Surgery to Modern Neuroscience* (London: Psychology Press, 2014), p. 171.

7 Bahar Gholipour, "A visual history of neurons," *Brain Decoder*, April 13, 2015. http://behdad.org/mirror/www.braindecoder.com/a-visual-history-of-neurons-1089282606.html. Accessed July 19, 2018.

8 A. B. Keener, "The first neuron drawings, 1870s," *The Scientist*. https://www.the-scientist.com/foundations/the-first-neuron-drawings-1870s-34751. Accessed July 19, 2018.

9 Stanley Finger, "Santiago Ramon y Cajal: From Nerve Nets to Neuron Doctrine," *Minds Behind the Brain: A History of the Pioneers and their Discoveries* (New York: Oxford University Press, 2000), pp. 197–216.

10 E. A. Newman, A. Araque, and J. M. Dubinsky, eds., *The Beautiful Brain: The Drawings of Santiago Ramón y Cajal* (New York: Abrams, 2018), p. 12.

11 L. Swanson, in E. A. Newman, A. Araque, and J. M. Dubinsky, eds., *The Beautiful Brain: The Drawings of Santiago Ramón y Cajal* (New York: Abrams, 2018), p. 12.

12 M. Fessenden, Smithsonian.com, https://www.smithsonianmag.com/arts-culture/revel-thesewondrous-drawings-father-neuroscience-180961881/ Jan. 23, 2017, Accessed July 27, 2018.

13 Ibid.

14 E. V. Evarts, "Activity of neurons in visual cortex of the cat during sleep with low voltage fast EEG activity," *Journal of Neurophysiology* 25: 812–6, 1962.

15 E. V. Evarts, "Temporal patterns of discharge of pyramidal tract neurons during sleep and waking in the monkey," *Journal of Neurophysiology*, 27: 152–71, 1964.

16 E. V. Evarts, "Pyramidal tract activity associated with a conditioned hand movement in the monkey," *Journal of Neurophysiology*, 29: 1011–27, 1966.

17 W. T. Thach, *Edward Vaughan Evarts 1926–1985, A biographical memoir*. National Academy of Sciences. Biographical Memoirs, 2000, vol. 78, pp. 1–15.

18 Ibid., p. 6.

19 A. Mehta, Mahlon DeLong profile part 1. The Dana Foundation. http://www.dana.org/News/Details.aspx?id=42940. Accessed July 29, 2018.

incontinence," *Urology*, vol. 108, October, 2017, pp. 175–79.

72 C. Steiner, et al., "Surgeries in Hospital-Based Ambulatory Surgery and Hospital Inpatient Settings, 2014," Statistical Brief #223. May, 2017. Agency for Healthcare Research and Quality, Rockville, MD. HCUP-Ambulatory-Inpatient-Surgeries-2014.pdf, Accessed Jan. 13, 2018.

73 W. Stark, et al., "Trends in Intraocular Lens Implantation in the United States," *Archives of Opthalmology*, vol. 104, Dec., 1986, pp. 1769–70.

74 https://www.healio.com/ophthalmology/cataract-surgery/news/print/premier-surgeon/%7B6c74b954-0386-4638-957e-9f58eff91c3f%7D/refractive-surgery-and-iols--future-trends. Accessed March 25, 2018.

75 https://www.aao.org/eyenet/article/simultaneous-bilateral-cataract-surgery-debate-con. Accessed March 25, 2018.

76 https://www.sciencedaily.com/releases/2016/10/161018094928.htm. Accessed March 21, 2018.

77 K. Baylon, et al., "Past, present and future of surgical meshes: a review," *Membranes*, vol. 7(3), pp. 1–23.

78 https://emedicine.medscape.com/article/1534321-overview. Accessed March 21, 2018.

79 https://www.goremedical.com/conditions/hernia. Accessed March 21, 2018.

80 https://asmbs.org/resources/estimate-of-bariatric-surgery-numbers. Accessed March 18, 2018.

81 Ibid.

82 http://obgyn.ucla.edu/mesh-related-complications. Accessed March 21, 2018.

83 Ibid.

84 Ibid.

85 Michele Jonsson Funk, et al., "Trends in the surgical management of stress urinary incontinence," *Obstetrics & Gynecology*, April; 119(4), 2012, pp. 845–51.

86 Ibid.

87 https://d2wirczt3b6wjm.cloudfront.net/News/Statistics/2014/plastic-surgery-statistics-full-report-2014.pdf. Accessed March 21, 2018.

88 http://breastimplantinfo.org/fda-breast-implants/. Accessed March 21, 2018.

89 L. Gaviria, et al., "Current trends in dental implants," *Journal of the Korean Association of Oral and Maxillofacial Surgeons*, 40(2), 2014, pp. 50–60.

第 20 章 腦部植入物

1 J. W. Langston, "The MPTP Story," *Journal of Parkinson's Disease*, (7), pp. S11–S19, 2017.

2 R. Lewin, "Trail of Ironies to Parkinson's Disease," *Science*, (224), pp. 1083–5, 1984.

53 L. Mureebe, et al., "National trends in the repair of ruptured abdominal aortic aneurysms," *Journal of Vascular Surgery*, vol. 48 (5), Nov. 2008, pp. 1101–07.

54 R. Parwardhan, "Implanted ventricular shunts in the United States: the billion-dollara-year cost of hydrocephalus treatment," *Neurosurgery*, 56; 2005, pp. 139–45.

55 F. Khan, et al., "Factors affecting ventriculoperitoneal shunt survival in adult patients," *Surgical Neurology International* (6), 2015, p. 25.

56 J. Jalbert, "Clipping and coiling of unruptured intracranial aneurysms among Medicare beneficiaries, 2000 to 2010," *Stroke* (46); 2015, pp. 2452–457.

57 https://www.cms.gov/Research-Statistics-Data-and-Systems/Statistics-Trends-and-Reports/MedicareMedicaidStatSupp/Downloads/2011_Section2.pdf#Table2.1. Accessed March 11, 2018.

58 A. A. Brinjikji, et al., "Better outcomes with treatment by coiling relative to clipping of unruptured intracranial aneurysms in the United States, 2001–2008." *American Journal of Neuroradiology*, June 2011 vol. 32 (6), pp. 1071–75.

59 https://www.medicalalley.org/media/22695/neuromod_pages.pdf. Accessed March 11, 2018.

60 B. Youngerman, et al., "A decade of emerging indications: deep-brain stimulation in the United States," *Journal of Neurosurgery*, vol. 125 (2), 2016, pp. 461–71.

61 J. Prager, "Estimates of annual spinal cord stimulator implant rises in the United States," *Neuromodulation*, vol. 13 (1), 2010, pp. 68–9.

62 https://www.grandviewresearch.com/industry-analysis/neurostimulation-devicesindustry. Accessed March 25, 2018.

63 https://www.nidcd.nih.gov/health/statistics/quick-statistics-hearing. Accessed March 11, 2018.

64 http://www.medel.com/cochlear-implants-facts/. Accessed March 9, 2018.

65 https://unos.org/data/transplant-trends/#transplants_by_organ_type+year+2014. Accessed March 9, 2018.

66 https://unos.org/data/transplant-trends/#transplants_by_donor_type+organ+All Organs. Accessed March 9, 2018.

67 https://www.cdc.gov/art/pdf/2015-report/ART-2015-National-Summary-Report.pdf#page=65. Accessed March 18, 2018.

68 Ibid.

69 https://www.forbes.com/sites/davidsable/2014/04/24/ivf-and-infertility-by-the-numbers/. Accessed March 18, 2018.

70 https://www.medpagetoday.com/urology/erectiledysfunction/52233. Accessed October 9, 2019.

71 S. MacDonald, "Waves of change: national trends in surgical management of male stress

Research and Quality, Rockville, Md. HCUP-Operating-Room-Procedures-United-States-2014 (1).pdf. Accessed Jan. 13, 2018.

40 R. Lee, et al., "Fifteen-year outcome trends for valve surgery in North America," *Annals of Thoracic Surgery*; 91, 2011, pp. 677–84.

41 K. McDermott, et al., "Overview of Operating Room Procedures During Inpatient Stays in U.S. Hospitals," 2014. Statistical Brief #233. December, 2017. Agency for Healthcare Research and Quality, Rockville, Md. HCUP-Operating-Room-Procedures-United-States-2014 (1).pdf. Accessed Jan. 13, 2018.

42 Ibid.

43 S. Kurtz, et al., "Implantation trends and patient profiles for pacemakers and implantable cardioverter defibrillators in the United States: 1993–2006," *Pacing and Clinical Electrophysiology*, June 1, 2010.

44 M.J.P. Raatikainen, et al.; "Statistics on the use of cardiac electronic devices and electrophysiological procedures in the European Society of Cardiology countries: 2014 report from the European Heart Rhythm Association," *Europace* 17, 2015, i1–i75.

45 Anahad O'Connor, "Heart Stents Still Overused, Experts Say," *New York Times*, Aug. 15, 2013, https://well.blogs.nytimes.com/2013/08/15/heart-stents-continue-to-be-overused/. Accessed March 8, 2018.

46 L. Szabo, "Stents open clogged arteries of 1M Americans annually," Aug. 6, 2013. https://www.usatoday.com/story/news/politics/2013/08/06/bush-stent-heart-surgery/2623111/. Accessed March 8, 2018.

47 Ilene McDonald, "Half of cardiac stent procedures overused, unnecessary," *Fierce Healthcare*. https://www.fiercehealthcare.com/healthcare/half-cardiac-stent-proceduresoverused-unnecessary. Accessed March 8, 2018.

48 R. Riley, et al., "Trends in coronary revascularization in the United States from 2001 to 2009, recent declines in percutaneous coronary intervention volumes," *Circulation: Cardiovascular Quality and Outcomes*, March 1; 4(2); 2011, pp. 193–97.

49 A. Epstein, "Coronary revascularization trends in the United States, 2001–2008," *J*AMA, May 4, vol. 305,(17), 2011, pp. 1769–776.

50 https://blog.mediligence.com/2009/05/05/drug-eluting-bare-metal-and-absorbablestents-segment-growth-2009-and-2017/. Accessed March 8, 2018.

51 D. Buck, et al., "The Impact of endovascular treatment on isolated iliac artery aneurysm treatment and mortality," *Journal of Vascular Surgery*, Aug., 62(2), 2015, pp. 331–335.

52 https://www.healio.com/cardiac-vascular-intervention/aneurysm-repair/news/online/%7B51a14891-cdd4-439e-9dd5-368cc492e92a%7D/total-number-of-aaa-repairsin-us-declining-annually-since-2005. Accessed March 6, 2018.

20 SmartTRAK, 2018 Orthopedic Industry report.

21 K. McDermott, et al., "Overview of Operating Room Procedures During Inpatient Stays in U.S. Hospitals," 2014. Statistical Brief #233. December, 2017. Agency for Healthcare Research and Quality, Rockville, Md. HCUP-Operating-Room-Procedures-United-States-2014 (1).pdf. Accessed Jan. 13, 2018.

22 SmartTRAK, 2018 Orthopedic Industry report.

23 Ibid.

24 L. T. Buller, et al., "Trends in Anterior Cruciate Ligament Reconstruction in the United States," *Orthopedic Journal of Sports Medicine*, 3(1), 2015, pp. 1–8.

25 M. P. Leathers, "Trends and demographics in anterior cruciate ligament reconstruction in the United States," *Journal of Knee Surgery*, Oct. 28(5); pp. 390–94.

26 L. T. Buller, et al., "Trends in Anterior Cruciate Ligament Reconstruction in the United States," *Orthopedic Journal of Sports Medicine*, 3(1), 2015, pp. 1–8.

27 https://www.census.gov/popclock/. Accessed Feb. 22, 2018.

28 SmartTRAK, 2018 Orthopedic Industry report.

29 Ibid.

30 A. Chiang Colvin, et al., "National Trends in Rotator Cuff Repair" *Journal of Bone and Joint Surgery*, Feb. 94(3), 2012, pp. 227–33.

31 N. Bonazza, et al., "Trends in surgical management of shoulder instability," *Orthopedic Journal of Sports Medicine*, June, 5(6), 2017, pp. 1–7.

32 SmartTRAK, 2018 Orthopedic Industry report.

33 Ibid.

34 R. Lee, et al., "Fifteen-year outcome trends for valve surgery in North America," *Annals of Thoracic Surgery*; 91, 2011, pp. 677–84.

35 Ibid.

36 F. Algahtani, et al., "Contemporary trends in the use and outcomes of surgical treatment of tricuspid regurgitation," *Journal of the American Heart Association*, Dec., 6(12): e007597, pp. 1–10.

37 J. S. Gammie, et al., "Trends in mitral valve surgery in the United States: Results from the Society of Thoracic Surgeons Adult Cardiac Database," *Annals of Thoracic Surgery*; 87, 2009, pp. 1431–9.

38 A. R. Opotowsky, et al., "A shifting approach to management of the thoracic aorta in bicuspid aortic valve," *Journal of Thoracic and Cardiovascular Surgery*, Aug., 146(2), 2013, pp. 339–46.

39 K. McDermott, et al., "Overview of Operating Room Procedures During Inpatient Stays in U.S. Hospitals," 2014. Statistical Brief #233. December, 2017. Agency for Healthcare

第 19 章 算算這影響有多大

1 https://www.cbo.gov/about/products/budget-economic-data#2. Accessed October 9, 2019.

2 D. P. Rice, B. S. Cooper, National Health Expenditures, 1950–67, Bulletin, Jan. 1969, https://www.ssa.gov/policy/docs/ssb/v32n1/v32n1p3.pdf. Accessed October 9, 2019.

3 https://data.bls.gov/cgi-bin/cpicalc.pl?cost1=5500&year1=196712&year2=201712. Accessed October 9, 2019.

4 https://www.hcup-us.ahrq.gov/db/nation/nis/nisdbdocumentation.jsp. Accessed October 9, 2019.

5 Mark Coventry, "The History of Joint Replacement Arthroplasty,' *Joint Replacement Arthroplasty* (Philadelphia: Churchill Livingstone, 2003), p. 6.

6 S. Kurtz, et al., "Projections of Primary and Revision Hip and Knee Arthroplasty in the United States from 2005 to 2030," *Journal of Bone and Joint Surgery*, 2007, pp. 780–85.

7 K. McDermott, et al., "Overview of Operating Room Procedures During Inpatient Stays in U.S. Hospitals," 2014. Statistical Brief #233. December, 2017. Agency for Healthcare Research and Quality, Rockville, Md. HCUP-Operating-Room-Procedures-United-States-2014 (1).pdf. Accessed Jan. 13, 2018.

8 Ibid.

9 Ibid.

10 Ibid.

11 Ibid.

12 S. Kurtz, et al., "Projections of Primary and Revision Hip and Knee Arthroplasty in the United States from 2005 to 2030," *Journal of Bone and Joint Surgery*, 2007, pp. 780–85.

13 R. Westermann, "Reverse shoulder arthroplasty in the United States: A comparison of national volume, patient demographics, complications, and surgical indications," *Iowa Orthopedic Journal*, (35), 2015, pp. 1–7.

14 E. Melamed, et al., "Trends in the Utilization of Total Wrist Arthroplasty versus Wrist Fusion for Treatment of Advanced Arthritis," *Journal of Wrist Surgery*, 5 (3), 2016, pp. 211–16.

15 SmartTRAK, 2018 Orthopedic Industry report.

16 S. Raikin, "Trends in Treatment of Advanced Ankle Arthroplasty by Total Ankle Replacement or Ankle Fusion," *Foot Ankle International*, March, 35(3); 2014, pp. 216–24.

17 SmartTRAK, 2018 Orthopedic Industry report.

18 K. McDermott, et al., "Overview of Operating Room Procedures During Inpatient Stays in U.S. Hospitals," 2014. Statistical Brief #233. December, 2017. Agency for Healthcare Research and Quality, Rockville, Md. HCUP-Operating-Room-Procedures-United-States-2014 (1).pdf. Accessed Jan. 13, 2018.

19 Ibid.

4 C. S. Neer, "Replacement arthroplasty for glenohumeral osteoarthritis," *Journal of Bone and Joint Surgery*, 1974, 56-A, pp. 1–13.

5 William Waugh, *John Charnley: The Man and the Hip* (Berlin: Springer-Verlag, 1990), p. 114.

6 John Charnley, "Arthroplasty of the hip—a new operation," 1961, *The Lancet* I:1129–32.

7 William Waugh, *John Charnley: The Man and the Hip* (Berlin: Springer-Verlag, 1990), p. 122.

8 Ibid.

9 C. S. Neer, "Recent experience in total shoulder replacement," *Journal of Bone and Joint Surgery*, 1982, 64-A, pp. 319–37.

第 18 章　運動醫學的誕生

1 https://www.forbes.com/forbes-400/list/3/#version:static. Accessed October 9, 2019.

2 Reinhold Schmieding, "Helping Surgeons Treat their Patients Better: A history of Arthrex's contribution to Arthroscopic Surgery" Arthrex publication, 2006, p. 12.

3 Reinhold Schmieding, Personal communication, June 2, 2017.

4 The *New York Tribune* the following day would declare, ". . . the sun smiled cheerfully, now and then dodging behind clouds as if he had got a black eye at football . . . all that was wanted was a little warmth for there were thousands of 'tiger' men and pretty girls who shivered in the chill November air."

5 Cowan, a Presbyterian minister, would go on to become the football coach at the University of North Carolina and the University of Kansas (where he coached John Outland). Cowan resigned as head football coach after three years, but continued as a physical culture professor for an additional two years, before being replaced by a new professor . . . James Naismith.

6 http://drs.library.yale.edu:8083/HLTransformer/HLTransServlet?stylename=yul.ead2002.xhtml.xsl&pid=mssa:ms.0125&clear-stylesheet-cache=yes. Accessed October 9, 2019.

7 Ibid.

8 Zezima, Katie, May 29, 2014 Washington Post https://www.washingtonpost.com/news/the-fix/wp/2014/05/29/teddy-roosevelt-helped-save-football-with-a-white-housemeeting-in-1905. Accessed October 9, 2019.

9 Almost never done anymore. We typically use the *palmaris longus* from the *ipsilateral* (same side) arm, or one of the smaller hamstring tendons from the *ipsilateral* leg.

10 Dr. Frank Jobe has received special recognition at the Baseball Hall of Fame. It is hard to name another figure who has had such a profound impact on the game. Contemplate the difference between Sandy Koufax walking away from the game at thirty, and Mariano Rivera having elbow surgery from Dr. Jobe before ever having played a single big league game.

6 https://www.thoughtco.com/how-skyscrapers-became-possible-1991649. Accessed October 9, 2019.
7 https://www.spc.noaa.gov/faq/tornado/f-scale.html. Accessed October 9, 2019.
8 S. H. Severson, *Rochester: Mecca for Millions* (Rochester, MN: Marquette Bank & Trust, 1979).
9 W. W. Mayo, "Address," in Memorial of St. Mary's Hospital, (Rochester, Minn.: St. Mary's Hospital, 1894), pp. 7–8.
10 W. J. Mayo, "John[s] Hopkins, May 1895," handwritten notebook, MCA.
11 W. Bruce Fye, *Caring for the Heart: Mayo Clinic and the Rise of Specialization* (Oxford, UK: Oxford University Press, 2015), p. 16.
12 Ibid., p. 17.
13 Ibid., p. 19.
14 Ibid., p. 23.
15 Ibid., p. 29.
16 W. J. Mayo, "Commencement Address," in *Collected Papers of the Staff of St. Mary's Hospital, Mayo Clinic* (Philadelphia: W.B. Saunders, 1911), pp. 557–66.
17 Rosemary Stevens, *American Medicine and the Public Interest*, rev. ed., (Berkeley: University of California Press, 1998), p. ix.
18 David B. Levine, *Anatomy of a Hospital: Hospital for Special Surgery, 1863–2013* (New York: Hospital for Special Surgery, 2013), p. xi.
19 Ibid., p. 4.
20 M. M. Manning and J. H. Calhoun, "Royal Whitman, 1857–1946" *Journal of Bone and Joint Surgery American Vol.*, 1946, vol. 28, pp. 890–92.
21 Rosemary Stevens, *American Medicine and the Public Interest*, rev. ed., (Berkeley: University of California Press, 1998), p. ix.
22 David B. Levine, *Anatomy of a Hospital: Hospital for Special Surgery, 1863–2013* (New York: Hospital for Special Surgery, 2013), p. 185.
23 Ibid., p. 215.

第 17 章　植入物革命

1 H. P. Platt, Sir John Charnley in *Some Manchester Doctors* W. J. Elwood, A. F. Tuxford, eds. (Manchester, UK: Manchester University Press, 1985).
2 C. S. Neer, T. H. Brown, and H. L. McLaughlin, "Fracture of the neck of the humerus with dislocation of the head fragment," *American Journal of Surgery*, March 1953, pp. 252–58.
3 C. S. Neer, "Articular replacement for the humeral head," *Journal of Bone and Joint Surgery*, 1955, 37-A, pp. 215–28.

12 http://www.pbs.org/transistor/background1/corgs/bellabs.html. Accessed October 9, 2019.

13 Earl Bakken, *A Full Life, The Autobiography of Earl Bakken*. Self published, p. 38.

14 http://www.medtronic.com/us-en/about/facts-stats.html. Accessed October 9, 2019.

15 Henry Ellis, and John W. Kirklin, "Aortic Stenosis," *Surgical Clinics of North America*, Aug. 1955, p. 1033.

16 W. Bruce Fye, *Caring for the Heart: Mayo Clinic and the Rise of Specialization* (Oxford, UK: Oxford University Press, 2015), p. 250.

17 Ibid., p. 253.

18 A. F. Crocetti, "Cardiac Diagnostic and Surgical Facilities in the United States," Public Health Rep., 1965, 80: 1035–53.

19 W. Bruce Fye, *Caring for the Heart: Mayo Clinic and the Rise of Specialization* (Oxford, UK: Oxford University Press, 2015), p. 323.

20 W. Bruce Fye, *Caring for the Heart: Mayo Clinic and the Rise of Specialization* (Oxford, UK: Oxford University Press, 2015), p. 323, quoting Hurst, "History of Cardiac Catheterization," in S. B. King III and J. S. Douglas, eds. *Coronary Arteriography and Angioplasty* (New York: McGraw-Hill, 1985), pp. 5–6.

21 W. Bruce Fye, *Caring for the Heart: Mayo Clinic and the Rise of Specialization* (Oxford, UK: Oxford University Press, 2015), p. 326, quoting D. B. Effler to F. A. LeFevre, Nov. 8, 1960, Effler Papers, CCA.

22 A. Roguin, *Cardiovascular Interventions*. Circulation: 2011;4:206–209.

23 https://www.theatlantic.com/technology/archive/2013/12/no-old-maps-actually -say-here-be-dragons/282267/. Accessed October 9, 2019.

24 R. P. Hudson, "Eisenhower's heart attack: How Ike beat heart disease and held onto the presidency," (review). *Bulletin of the History of Medicine*, vol. 72 (1), p. 161–62.

25 https://www.azquotes.com/quote/1267465. Accessed October 9, 2019.

第 16 章　外科專科化

1 William Osler, "Why is it so? Is it so?" *Journal of the Tennessee State Medical Association*, 1919, 12: 222.

2 Paul Starr, *The Social Transformation of American Medicine: The Rise of a Sovereign Profession and the Making of a Vast Industry* (New York: Basic Books, 1982), p. 38.

3 Ibid.

4 US Bureau of the Census, *Historical Statistics of the United States: Colonial Times to 1970* (Washington, DC: US Department of Commerce, 1975), p. 78.

5 W. Bruce Fye, *Caring for the Heart: Mayo Clinic and the Rise of Specialization* (Oxford, UK: Oxford University Press, 2015), p. 9.

Medical Center (College Station: Texas A&M University Press, 2014), p. 37.

2 Ibid., p. 41.

3 Ibid., p. xxi.

4 Ibid., p. 182.

5 Ibid., p. 196.

6 Society for Assisted Reproductive Technology, http://www.sart.org/globalassets/__sart/infographics/number-of-clinics-treatments-births.png. Accessed October 9, 2019.

7 G. S. Dawe, et al., "Cell Migration from Baby to Mother," *Cell Adhesion & Migration*, 1(1): 2007, pp. 19–27.

8 M. F. Maitz, "Applications of synthetic polymers in clinical medicine," *Biosurface and Biotribology*, vol. 1, 2015, pp. 161–76.

9 http://education.seattlepi.com/can-minerals-form-deep-within-earth-6008.html. Accessed October 9, 2019.

10 https://www.britannica.com/technology/chromium-processing. Accessed October 9, 2019.

11 http://www.mining.com/web/global-cobalt/. Accessed October 9, 2019.

12 https://www.theatlantic.com/health/archive/2017/11/placebo-effect-of-the-heart/545012/. Accessed October 9, 2019.

13 https://globenewswire.com/news-release/2016/12/15/897773/0/en/Global-Cardiac-Pacemaker-Market-will-exceed-USD-12-00-billion-by-2021-Zion-Market-Research.html. Accessed October 9, 2019.

第 15 章　心臟手術

1 Stephen Paget, *The Surgery of the Chest* (Bristol, England: John Wright, 1896), p. 121.

2 http://www.timesleader.com/news/local/455923/dr-victor-greco-operated-heart-lung-machine-during-first-successful-open-heart-surgery. Accessed October 9, 2019.

3 William Stoney, *Evolution of Cardiopulmonary Bypass*, vol. 119, pp. 2844–53, 2009.

4 Vincent Gott, Lewis Lillehei, and Owen Wangensteen, "The Right Mix for Giant Achievement in Cardiac Surgery," *Annals of Thoracic Surgery*, vol. 79, 2005, pp. S2210–13.

5 Ibid., p. S2211.

6 Ibid.

7 https://medicine.wright.edu/about/news-and-events/vital-signs/article/a-real-life-macgyver-builds-a-medical-school. Accessed October 9, 2019.

8 Earl Bakken, *A Full Life, The Autobiography of Earl Bakken*. Self published, p. 32.

9 Ibid.

10 Ibid.

11 http://www.pbs.org/transistor/album1/. Accessed October 9, 2019.

19 P. Slatis and B. Veraart, "Goran Carl Harald Bauer: 1923–1994," *Acta Orthopaedica Scandinavica*, 65: 5, 491–8, 1994.

20 Barry Meier, "A Call for a Warning System on Artificial Joints," *New York Times*, July 29, 2008.

21 Australian Orthopedic Association. National Joint Replacement Registry, annual report 2007. AOA, 2008.

22 D. Cohen, "Out of joint: The Story of the ASR," *British Medical Journal*, May 14, 2011, 342:d2905.

23 Ibid.

24 Barry Meier, "A Call for a Warning System on Artificial Joints," *New York Times*, July 29, 2008.

25 Barry Meier, "House Bill Would Create Artificial Joints Registry," *New York Times*, June 10, 2009.

26 Barry Meier, "Concerns Over Metal on Metal Hip Implants," *New York Times*, March 3, 2010.

27 Ibid.

28 http://www.mcminncentre.co.uk/research-lectures-debate.html. Accessed October 9, 2019.

29 Barry Meier, "Doctors Who Don't Speak Out," *New York Times*, Feb. 15, 2013.

30 DePuy Orthopedics Inc. 2010. "DePuy Orthopedics Voluntarily Recalls Hip System," https://www.depuysynthes.com/about/news-press/qs/depuy-orthopaedics-voluntarily-recalls-asr-hip-system---depuy. Accessed October 9, 2019.

31 http://www.annualreports.com/HostedData/AnnualReportArchive/j/NYSE_JNJ_2013.pdf. Accessed October 9, 2019.

32 Barry Meier, "Frustrations from a Deal on Flawed Hip Implants," *New York Times*, Nov. 25, 2013.

33 Matthias Wienroth, et al., "Precaution, governance and the failure of medical implants: The ASR hip in the UK," *Life Sciences, Society and Policy*, 2014, 10:19.

34 Andrew Barry, *Political Machines: Governing a Technological Society* (London: Athlone Press, 2001).

35 Matthias Wienroth, et al., "Precaution, governance and the failure of medical implants: The ASR hip in the UK," *Life Sciences, Society and Policy*, 2014, 10:19.

36 D. Cohen, "How Safe are Metal-on-Metal Hip Implants?" *British Medical Journal*, Feb. 28, 2012, 344: e1410.

第 14 章　醫療工業綜合體和醫療器材

1 William Henry Kellar, *Enduring Legacy: The M.D. Anderson Foundation and The Texas*

Alan B. Cohen, David C. Colby, Keith A. Wailoo, and Julian Zelizer, eds. (Oxford, UK: Oxford University Press, 2015), p. 182.

第 13 章　醫療器材許可

1 Philip J. Hilts, *Protecting America's Health: The FDA, Business, and One Hundred Years of Regulation* (Chapel Hill: University of North Carolina Press, 2004), p. ix.

2 Ibid., p. 3.

3 Ibid., p. x.

4 Ibid., p. xi.

5 David Greenberg, "How Teddy Roosevelt Invented Spin," Atlantic, Jan. 24, 2016, https://www.theatlantic.com/politics/archive/2016/01/how-teddy-roosevelt-invented-spin/426699/. Accessed October 9, 2019.

6 Ibid.

7 Philip J. Hilts, *Protecting America's Health: The FDA, Business, and One Hundred Years of Regulation* (Chapel Hill: University of North Carolina Press, 2004), p. 24.

8 Ibid., p. 55.

9 Ibid.

10 Ibid., p. 93.

11 Ibid.

12 Carol Rados, "Medical Device and Radiological Health Regulations Come of Age," *FDA Consumer Magazine*, Jan.–Feb., 2006, https://www.fda.gov/aboutfda/whatwedo/history/productregulation/medicaldeviceandradiologicalhealthregulationscomeofage/default.htm. Accessed October 9, 2019.

13 Meryl Gordon, "A Cash Settlement, but No Apology", *New York Times*, Feb. 20, 1999, http://www.nytimes.com/1999/02/20/opinion/a-cash-settlement-but-no-apology.html. Accessed October 9, 2019.

14 I. D. Learmonth, C. Young, C. Rorabeck, "The Operation of the Century," *The Lancet*, 2007, 1508–19.

15 G. K. McKee, J. Watson-Farrar, "Replacement of arthritic hips by the McKee-Farrar prosthesis," *Journal of Bone and Joint Surgery*, 1966, 48 B:245, 59.

16 D. Cohen, "Out of joint: The Story of the ASR," *British Medical Journal*, May 14, 2011, 342:d2905.

17 https://www.depuysynthes.com/asrrecall/depuy-asr-recall-usen.html. Accessed October 9, 2019.

18 C. Delaunay, "Registries in Orthopaedics," *Orthopaedics & Traumatology: Surgery & Research*, 101 (2015), S69–S75.

23 Sue Blevins, *Medicare's Midlife Crisis* (Washington, DC: Cato Institute, 2001), p. 46.
24 Ibid.
25 D. B. Smith, "Civil Rights and Medicare, Historical Convergence and Continuing Legacy," in *Medicare and Medicaid at 50, America's Entitlement Programs in the Age of Affordable Care*, Alan B. Cohen, David C. Colby, Keith A. Wailoo, and Julian Zelizer, eds. (Oxford, UK: Oxford University Press, 2015), p. 35.
26 Ibid.
27 Nathaniel Wesley, *Black Hospitals in America: History, Contributions, and Demise* (Tallahassee, Fla., NRW Associates Publications, 2010).
28 Cited in Rick Mayes, "The Origins, Development, and Passage of Medicare's Revolutionary Prospective Payment System," *Journal of the History of Medicine* 62, Jan. 2007, p. 25.
29 Uwe Reinhardt, "Medicare Innovations in the War Over the Key to the US Treasury," in *Medicare and Medicaid at 50, America's Entitlement Programs in the Age of Affordable Care*, Alan B. Cohen, David C. Colby, Keith A. Wailoo, and Julian Zelizer, eds. (Oxford, UK: Oxford University Press, 2015), p. 172.
30 Ibid.
31 Ibid., p. 173.
32 Ibid.
33 Ibid., p. 174.
34 Ibid., p. 175.
35 American Medical Association, "History of the RBRVS," http://www.ama-assn.org//ama/pub/physician-resources/solutions-managing-your-practice/coding-billinginsurance/medicare/the-resource-based-relative-value-scale/history-of-rbrvs.page. Accessed October 9, 2019.
36 Uwe Reinhardt, "Medicare Innovations in the War Over the Key to the US Treasury," in *Medicare and Medicaid at 50, America's Entitlement Programs in the Age of Affordable Care*, Alan B. Cohen, David C. Colby, Keith A. Wailoo, and Julian Zelizer, eds. (Oxford, UK: Oxford University Press, 2015), p. 178.
37 Uwe Reinhardt, "Medicare Innovations in the War Over the Key to the US Treasury," in *Medicare and Medicaid at 50, America's Entitlement Programs in the Age of Affordable Care*, Alan B. Cohen, David C. Colby, Keith A. Wailoo, and Julian Zelizer, eds. (Oxford, UK: Oxford University Press, 2015), p. 179.
38 Kaiser Family Foundation, "10 Essential Facts About Medicare's Financial Outlook," Feb. 2, 2017, http://kff.org/medicare/issue-brief/10-essential-facts -about-medicares-financial-outlook/. Accessed October 9, 2019.
39 Uwe Reinhardt, "Medicare Innovations in the War Over the Key to the US Treasury," in *Medicare and Medicaid at 50, America's Entitlement Programs in the Age of Affordable Care*,

第 12 章　監管與權利

1 Sue Blevins, *Medicare's Midlife Crisis* (Washington, DC: Cato Institute, 2001), p. 25.

2 Ibid.

3 Ronald L. Numbers, ed., *Compulsory Health Insurance: The Continuing American Debate* (Westport, Conn.: Greenwood Press, 1982), p. 6.

4 R. Cunningham and R. M. Cunningham, *The Blues: A History of the Blue Cross and Blue Shield System* (Dekalb: Northern Illinois University, 1997), p. ix.

5 Ibid., p. 5.

6 Ibid., p. 4.

7 James E. Stuart, *The Blue Cross Story: An Informal Biography of the Voluntary Nonprofit Prepayment Plan for Hospital Care* (self-published), 1952, p. 18.

8 R. Cunningham and R. M. Cunningham, *The Blues: A History of the Blue Cross and Blue Shield System* (Dekalb: Northern Illinois University, 1997), p. 35.

9 Ibid., p. 59.

10 Ibid., p. 92.

11 Ibid., p. 118.

12 Oscar Ewing, press statement (Federal Security Agency, Washington, DC, June 25, 1951).

13 Julian E. Zelizer, "How Medicare Was Made," *New Yorker*, Feb. 15, 2015.

14 Paul Starr, *The Social Transformation of American Medicine: The Rise of a Sovereign Profession and the Making of a Vast Industry* (New York: Basic Books, 1982).

15 Howard, S. Berliner, "The Origins of Health Insurance for the Aged," *International Journal of Health Services* 3, no. 3 (1973): 465.

16 Sue Blevins, *Medicare's Midlife Crisis* (Washington, DC: Cato Institute, 2001), p. 42.

17 Julian Zelizer, "The Contentious Origins of Medicare and Medicaid," in *Medicare and Medicaid at 50, America's Entitlement Programs in the Age of Affordable Care*, Alan B. Cohen, David C. Colby, Keith A. Wailoo, and Julian Zelizer, eds. (Oxford, UK: Oxford University Press, 2015), p. 13.

18 James Morone and Elisabeth Fauquert, "Medicare in American Political History: The Rise and Fall of Social Insurance," in *Medicare and Medicaid at 50, America's Entitlement Programs in the Age of Affordable Care*, Alan B. Cohen, David C. Colby, Keith A. Wailoo, and Julian Zelizer, eds. (Oxford, UK: Oxford University Press, 2015), p. 299.

19 Ibid., p. 299.

20 Ibid.

21 Ibid., p. 300.

22 Ira Katznelson, *Fear Itself, The New Deal and the Origins of Our Time* (New York: Liveright, 2013)

注釋

第 11 章　維塔立合金

1 A. Boire, V. A. Riedel, N. M. Parrish S. Riedel, "Tuberculosis: From an Untreatable Disease in Antiquity to an Untreatable Disease in Modern Times?" *Journal of Ancient Diseases and Preventable Remedies*, 2013, vol. 1, pp. 1–11.

2 N. J. Eynon-Lewis, D. Ferry, and M. F. Pearse, "Themistocles Gluck, Unrecognized Genius," *British Medical Journal*, 1992, vol. 305, pp. 1534–36.

3 R. A. Brand, M. A. Mont, and M. M. Manring, "Biographical Sketch: Themistocles Gluck (1853–1942)," *Clinical Orthopedics and Related Research*, 2011, 469, pp. 1525–27.

4 Ibid., p. 1527.

5 M. J. Bankes and R. J. Emery, "Pioneers of Shoulder Replacement: Themistocles Gluck and Jules Emile Pean," *Journal of Shoulder and Elbow Surgery*, 1995, vol. 4, pp. 259–62.

6 Ibid., p. 260.

7 M. N. Smith-Petersen, *Journal of Bone and Joint Surgery*, 1953, vol. 35, pp. 1042–44.

8 M. N. Smith-Peterson, "Evolution of mould arthroplasty of the hip joint," *Journal of Bone and Joint Surgery*, 1948, vol. 30B, pp. 59–75.

9 C. S. Venable, W. G. Stuck, and A. Beach, "The effects of bone of the presence of metals; based upon electrolysis, an experimental study," *Annals of Surgery*, 1937, vol. 105, pp. 917–38.

10 M. N. Smith-Petersen, "Arthroplasty of the hip, a new method," *Journal of Bone and Joint Surgery*, 1939, vol. 37, p. 269–88.

11 Ibid., p. 278.

12 E. D. McBride, "A femoral head prosthesis for the hip joint. Four years' experience and the results," *Journal of Bone and Joint Surgery*, 1952, vol. 34, pp. 989–96.

13 Ibid., p. 989.

14 M. J. Bankes and R. J. Emery, "Pioneers of Shoulder Replacement: Themistocles Gluck and Jules Emile Pean," *Journal of Shoulder and Elbow Surgery*, 1995, vol. 4, p. 262.

鷹之眼 13

手術的發明(下):

從心臟支架、人工關節置換、腦部晶片,到終極賽柏格式電子人,植入物革命下現代醫療的未來

The Invention of Surgery: A History of Modern Medicine: From the Renaissance to the Implant Revolution

作　　著　大衛・史耐德 醫師　DAVID SCHNEIDER, MD
譯　　者　黃馨弘

副總編輯　成怡夏
責任編輯　成怡夏
助理編輯　李仲哲
行銷總監　蔡慧華
行銷企劃　張意婷
封面設計　莊謹銘
內頁排版　宸遠彩藝

社　　長　郭重興
發 行 人　曾大福
出　　版　遠足文化事業股份有限公司 鷹出版
發　　行　遠足文化事業股份有限公司
231 新北市新店區民權路 108 之 2 號 9 樓
客服信箱　gusa0601@gmail.com
電話　02-22181417
傳真　02-86611891
客服專線　0800-221029

法律顧問　華洋法律事務所 蘇文生律師
印　　刷　成陽印刷股份有限公司

初版一刷　2023 年 1 月
定　　價　380 元
I S B N　9786269613793（平裝）
9786267255018（ePub）
9786267255001（PDF）

國家圖書館出版品預行編目 (CIP) 資料

手術的發明 . 下 : 從心臟支架、人工關節置換、腦部晶片 , 到終極賽柏格式電子人 , 植入物革命下現代醫療的未來 / 大衛 . 史耐德 (David Schneider) 作 ; 黃馨弘譯 . -- 初版 . -- 新北市 : 遠足文化事業股份有限公司鷹出版 : 遠足文化事業股份有限公司發行 , 2023.01
面； 公分
譯自 : The invention of surgery : a history of modern medicine: from the renaissance to the implant revolution.
ISBN 978-626-96137-9-3(平裝)
1. 外科　2. 醫學史

416.09　　111019747